Arnold Paltauf

Über den Zwergwuchs in anatomischer und gerichtsärztlicher Beziehung nebst Bemerkung über verwandte Wchstumsstörungen des menschlichen Skeletts

Arnold Paltauf

Über den Zwergwuchs in anatomischer und gerichtsärztlicher Beziehung nebst Bemerkung über verwandte Wchstumsstörungen des menschlichen Skeletts

ISBN/EAN: 9783743355699

Hergestellt in Europa, USA, Kanada, Australien, Japan

Cover: Foto ©berggeist007 / pixelio.de

Manufactured and distributed by brebook publishing software (www.brebook.com)

Arnold Paltauf

Über den Zwergwuchs in anatomischer und gerichtsärztlicher Beziehung nebst Bemerkung über verwandte Wchstumsstörungen des menschlichen Skeletts

ÜBER DEN
ZWERGWUCHS

IN

ANATOMISCHER UND GERICHTSÄRZTLICHER BEZIEHUNG

NEBST BEMERKUNGEN ÜBER VERWANDTE WACHSTHUMS-
STÖRUNGEN DES MENSCHLICHEN SKELETES.

VON

DR. ARNOLD PALTAUF

DOCENT UND ASSISTENT AM FORENSISCH-MEDICINISCHEN INSTITUTE IN WIEN.

MIT DREI TAFELN.

WIEN 1891
ALFRED HÖLDER
K. u. K. HOF- UND UNIVERSITÄTS-BUCHHÄNDLER
ROTHENTHURMSTRASSE 15.

Druck von Friedrich Jasper in Wien.

Die Untersuchungen, welche in der vorliegenden Arbeit niedergelegt sind, verdanken ihre Anregung einem eigenthümlichen Befunde, welcher an einer Leiche gelegentlich der am 12. Juni 1889 im pathologisch-anatomischen Institute des Herrn Professors H. Kundrat vorgenommenen Obduction gemacht wurde, einem Befunde, der ein gleiches Interesse seitens des Anatomen wie auch des Gerichtsarztes zu erwecken geeignet ist. Wie schon das Aeussere der Leiche durch die auffallende Kleinheit bei verhältnissmässig symmetrischen Proportionen derselben ein nicht gewöhnliches Verhalten des Körperinnern vermuthen liess, kam denn auch bei der weiteren Untersuchung alsbald zu Tage, dass es sich um einen Fall von Zwergwuchs handle, der durch ein überlanges Offenbleiben der Knorpelfugen — das kleine Individuum zählte zur Zeit seines Todes an neunundvierzig Jahre — ausgezeichnet war.

Dieser Befund an sich ist nicht neu; denn besonders in einigen älteren Büchern lesen wir schon auf ihn abzielende Bemerkungen; und wenn ich trotzdem es unternommen habe, das Skelet dieses Zwerges eingehend zu untersuchen und zu beschreiben, sowie hieran einige Bemerkungen über einschlägige Fragen und verwandte Processe zu knüpfen, so geschah dies aus zweierlei Gründen: erstens, weil die Mittheilungen über diese Kategorie von Knochenwachsthumsstörungen sehr zerstreut sind und bisnun in der pathologischen Anatomie diese Art osteologischer Abnormität nicht als Typus behandelt wird, als was sie aber nach Allem, so wir nun über sie wissen, zweifelsohne anzusehen ist, und zweitens, weil diese Knochenanomalie eine eminent praktische Seite in ihrer Beurtheilung seitens der gerichtlichen Medicin besitzt. Nun könnte es vielleicht scheinen, dass die ganz bedeutende Seltenheit dieser Abnormität eine Berücksichtigung seitens der gerichtlichen Medicin überflüssig mache; ich habe mich deshalb bemüht, ein Urtheil über die Häufigkeit ihres Vorkommens zu gewinnen und die mir zugängliche Literatur einzusehen, und habe dabei gefunden, dass eine Anzahl derartiger Fälle publicirt ist, dass ihre Zahl aber reichlicher ist als man glauben möchte, da sich herausstellte, dass diese Abnormität nicht absolut an Zwergwuchs gebunden sein muss und dass auch andere pathologische Erscheinungen im Bereiche des Knochensystems in engster Beziehung mit der Frage der Knorpelfugenpersistenz stehen. Insbesondere fand ich in der geburtshilflichen Literatur über das enge Becken eine werthvolle Bereicherung meines Materiales.

Ich darf hiebei erwähnen, dass die gerichtliche Medicin bisher sich eine Kenntniss dieser Knochenabnormitäten in keinerlei Weise zu Nutze gemacht hat, was wohl in dem Umstande eine hinlängliche Motivirung findet, dass die pathologische Anatomie selbst ihrer wenig gedenkt.

In der Detailuntersuchung des Skeletes wurde vor Allem dem Schädel eine besondere Aufmerksamkeit geschenkt, die derselbe thatsächlich ob seiner interessanten Verhältnisse vollauf verdient; hiezu kam aber noch, dass die Frage des Zwergschädels und seiner Proportionen eine annoch offene ist und auch durch die lediglich an Lebenden angestellten Untersuchungen und Messungen wohl gefördert, aber nicht erledigt werden kann. Die Schädeluntersuchungen Virchow's, Welcker's und Anderer boten mehrfache und anregende Anknüpfungspunkte.

Da ich mich in mancher Hinsicht von den Anschauungen Anderer entfernt habe, bedarf es zur endgiltigen Festigung einer derselben neuerlicher Beobachtungen, und ergibt sich hieraus also die Nothwendigkeit, dass jedes Zwergskelet κατ' ἐξοχήν einer genauen allseitigen Beschau unterzogen werde.

Im Verlaufe dieser insbesondere dem Schädel gewidmeten Abschnitte ergab sich oft die Gelegenheit, in sehr interessante Capitel der Anatomie und verwandter Gebiete abzuschweifen, was ich mir aber in Berücksichtigung der gesteckten Grenzen vielfach versagen musste. Nicht minder musste ich mich auch in der Erörterung der Stellung, welche dieser Art von Zwergwuchs innerhalb der pathologischen Osteologie zukommen könnte, auf kurze zusammenfassende Bemerkungen beschränken; doch hoffe ich immerhin, dass die Klarheit der beabsichtigten Classificirung darunter nicht zu sehr gelitten haben möge.

Nächst dem Schädel wurde auch dem Becken sowohl in anatomischer als gerichtsärztlicher Hinsicht eine besondere Beachtung geschenkt, liegt in demselben doch ein gut Theil der Individualität des Skeletes. Weiters verlockten hier auch die durch die Verschiedenheit des Geschlechtes bedingten Eigenthümlichkeiten zu genauerem Studium und Vergleich und führten zu neuerlichen Betrachtungen über den Zusammenhang zwischen der Ausbildung der Geschlechtsorgane und des Beckenskeletes, eine Frage, der eine eminent gerichtsärztliche Bedeutung innewohnt und zu welcher auch der Zwergwuchs festere Anhaltspunkte bietet.

Als einen weiteren neuen Beitrag zur Kenntniss der Nanosomie hätte ich die Ergebnisse der mikroskopischen Untersuchung einzelner Skelettheile des Zwerges anzuführen, deren wir bisnun entbehrt haben. Denn auch in der einzigen Mittheilung, in welcher von mikroskopischen Untersuchungen von Organtheilen die Rede ist — Grundler's Fall, mikroskopisch untersucht von Nauwerck — findet sich keinerlei Bemerkung über die histologische Beschaffenheit der Knochen.

Meine Studie wurde, wie gesagt, von einem doppelten Gesichtspunkte aus unternommen; es folgt demnach dem ersten, anatomischen, Theile ein zweiter, welcher der gerichtsärztlichen Verwerthung des vorangehenden gewidmet ist. Ich möchte hiezu bemerken, dass eine strenge Sonderung dieser beiden Theile nicht anging, indem ja die der Beschreibung des Skeletes gewidmeten Abschnitte auch einen integrirenden Bestandtheil des zweiten, gerichtsärztlichen, ausmachen.

Es stellte sich im Verlaufe der Untersuchung weiters die Nothwendigkeit heraus, andere Formen von Kleinwuchs wenigstens oberflächlich mit in den Bereich der Discussion zu ziehen, und war ich auch in der angenehmen Lage, typische Vertreter dieser Formen — »Foetale Rachitis«, Cretinismus, Mikrocephalie u. s. w., — wie sie das Wiener pathologisch-anatomische Museum besitzt, studieren zu können.

Herr Professor Kundrat hatte, wie schon eingangs erwähnt, die besondere Güte, mir das Zwergskelet zur wissenschaftlichen Bearbeitung zu überlassen und die Einsicht in einschlägige Präparate seiner reichhaltigen Sammlung und deren Verwerthung gelegentlich dieser Untersuchungen zu gestatten; ich fühle mich daher aufrichtig verpflichtet, ihm sowohl für diese materielle Unterstützung, als auch manche sonstige Anregung aus dem Schatze seiner Erfahrungen, hiemit nochmals öffentlich zu danken.

Um einen übersichtlichen Massstab über die absoluten und relativen Grössenverhältnisse des Zwerges zu gewinnen, und um den Grad der Abweichung vom physiologischen Wachsthum zu ermessen, habe ich den Massen des Zwergskeletes die Zahlen, die sich mir bei der Untersuchung normaler Knochen ergaben, oder wie sie von Anderen angegeben worden sind, gegenübergestellt, was der Sache in anatomischer und gerichtsärztlicher Beziehung in gleicher Weise zu statten kommen dürfte. In Bezug auf die Technik der Messungen möchte ich in Bestätigung der Aussprüche Anderer betonen, dass die genaue Aufnahme mancher Masse nicht unerhebliche Schwierigkeiten bot; indess können hieraus entsprungene Differenzen doch niemals von solcher Bedeutung sein, dass dadurch eine wesentliche Verschiebung im Grössencharakter überhaupt denkbar wäre.

Ein Beitrag casuistischer Natur über die forensische Bedeutung einer anderen Knochenwachsthumsstörung — der Osteoporosis congenita (Kundrat) — bildet den Schluss meiner Beobachtungen; die beiden Fälle entstammen, wie auch eine Anzahl anderer bei dieser Arbeit verwendeter Objecte, dem Materiale des Wiener gerichtlich-medicinischen Institutes; mit Vergnügen ergreife ich die Gelegenheit, dem Vorstande desselben, meinem hochgeehrten Lehrer Herrn Hofrath von Hofmann, sowohl für die gütige Ueberlassung derselben, als auch für den warmen Antheil, den er an meinen Studien genommen hat, hier bestens zu danken.

Wien, anfangs Februar 1891.

Das mir vorliegende Skelet entstammt der Leiche des Pfründners Johann Mikolajek, der am 30. Mai 1889 auf der Klinik des Herrn Prof. O. Kahler Aufnahme fand.[1)]

J. M. stammt aus Andrichau in Galizien und war zur Zeit seines Eintrittes in das Krankenhaus neunundvierzig Jahre alt.[2)] Er wohnte in der letzten Zeit vor der Spitalsaufnahme im Wiener Vororte Hernals, B . . . gasse Nr. 31.

Der klinischen Krankengeschichte (Prot. Nr. 242, Z. Nr. 104, Bett 11) entnahm ich Folgendes:

Vorgeschichte: Die Eltern M.'s waren von mittlerer Grösse, ebenso auch seine Schwester. Zwei Stiefgeschwister waren grosse, starke Männer, deren einer an einem langjährigen mit Husten und Auswurf verbundenen Brustleiden verstarb. Vom Jahre 1856 bis zum Jahre 1877 war M. Privatdiener bei einem Obersten und machte in dieser Eigenschaft die Feldzüge in den Jahren 1859 und 1866 mit. Den Witterungsunbilden oft und stark ausgesetzt, zog er sich in diesen Zeiten eine rheumatische Affection im rechten Kniegelenke zu, die sich später wieder verlor. Während einer dreivierteljährigen Beschäftigung als Gärtner im Jahre 1878 erlitt er neuerdings eine rheumatische Affection im linken Knie. In den Jahren 1883 und 1885 traten allgemein Oedeme auf, die ab und zu unter entsprechender Behandlung nach einigen Wochen wieder schwanden. Drei Wochen vor seinem Eintritte ins Spital erkrankte P. wieder an »Wassersucht«, die von den Füssen aufsteigend sich alsbald über den ganzen Körper verbreitete; gleichzeitig stellte sich Athemnoth und Husten ein.

Andere Erkrankungen als das Rheuma werden in Abrede gestellt.

[1)] Dem Herrn Vorstande der Klinik danke ich hiermit für die gestattete Einsichtnahme in die Krankengeschichte über J. M.

[2)] Ich will hier bemerken, dass die Richtigkeit der Angabe über sein vorgeschrittenes Alter auch durch seine weiter unten angeführten Lebensschicksale, sowie durch mündliche Bekräftigung seitens ihm bekannter Männer sichergestellt erscheint.

Aus den weiteren Aufzeichnungen entnahm ich:

Status praesens: P. ist 112·5 cm gross, von gracilem Knochenbau, mässig entwickelter Musculatur. An demselben werden folgende Masse aufgenommen.

Kopf: Kopfumfang 54 cm
    Gesichtslänge 18 cm
    Mentoccipital-Durchmesser 22 $^1/_2$ cm
    Bitemporaler   »   14 cm
    Biparietaler   »   15 cm

Thorax: Breite in den höchsten Punkten der Achselhöhle gemessen, 15·5 cm
    Tiefe in der Höhe der zweiten Rippe 15·5 cm
    Tiefe in der Höhe der Brustwarzen 16·5 cm
    Länge von der Clavicula bis zum Rippenbogen in der Mammillarlinie 19·5 cm
    Umfang in der Höhe der Brustwarzen 67 cm

Becken: Entfernung der Spinae anter. sup. ossium ilei 18·5
    Entfernung der Darmbeinkämme 19·5

Extremitäten: Vom Acromion bis zur Kuppe des Mittelfingers 52 cm
    Vom Process. styloideus ulnae bis zum Olekranon 18·5 cm
    Vom Process styloideus radii bis zum tiefsten Punkte der Fossa cubitalis 16 cm
    Vom Trochanter major bis zum Malleolus externus 56 cm
    Vom Condyl. int. femoris bis zum Malleol. internus 28 cm
    Vom Troch. major bis zum Condylus ext. fem. 26 cm

Abdomen: Umfang, zwei Querfinger breit unter dem Proc. xiphoid. sterni 73 cm
    In der Mitte zwischen Proc. xiphoid. und Symphyse 79 cm.

Aus dem übrigen an der Klinik aufgenommenen Befunde sei hier noch als für unsere Zwecke bemerkenswerth hervorgehoben:

Die obere Hälfte der Brustwirbelsäule (siehe Tafel) zeigt eine leichte Skoliose mit nach links gewendeter Convexität, die untere Hälfte derselben und die ersten Lendenwirbel eine compensirende leichte Abweichung nach rechts. An der lumbaren Wirbelsäule sieht man ausserdem noch eine ausgesprochene Lordose.

Die Ausbildung der Genitalien ist eine kindliche geblieben; das Praeputium ist phimotisch, der linke Hode ist im Scrotum, der rechte im Leistenkanal tastbar.

Nach zwölftägigem Aufenthalte im Spitale verstarb P.

Die am 12. Juni 1889 vorgenommene Section (Dr. Zemann) ergab u. A. nachstehenden Befund:

Anatom. Diagnose: Tubercul. chron. gland. lymphatic. acced. tuberculose acuta disseminata pulmonum. Dilatatio cordis dextri hypertrophici. Degeneratio adiposa myocardii. Haemorrhagia pontis Varoli recens. Nanosomia.

Der Körper 111 cm lang, ziemlich mager, hochgradig hydropisch, sein Knochenbau sehr gracil. Der Kopf erscheint verhältnissmässig gross, das Gesicht breit und kurz. Die Backenknochen treten stark vor; der Nasenrücken fällt durch seine breite und sattelförmige Einsenkung auf; die Nase selbst ist stumpf. Der Hals kurz, der Brustkorb mässig gewölbt, die Bauchdecken halbkugelig vorgewölbt. Die äusseren Genitalien sind von kindlicher Bildung; das Praeputium ist sehr lang, das Orific. urethrae sehr enge. Füsse und Hände recht klein.

Die Schädeldecken sind mässig blutreich; das Schädeldach hat einen Umfang von 51 cm, ist 175 mm lang, misst 103 mm im bifrontalen, 140 mm im biparietalen Durchmesser, hat eine Dicke von 3—6 mm; sein Querschnitt ist rhombusähnlich, etwas schief, indem die linke Hälfte etwas nach vorne verschoben erscheint. Die Nähte sind erhalten, auch die Stirnnaht ist offen. Die Innenoberfläche des Schädeldaches ist glatt, im Bereiche der Basis erscheint die Schädelkapsel innenseits durch ziemlich zahlreiche und tiefe, scharfrandig begrenzte Gruben uneben gemacht. Die Dura von gewöhnlicher Dicke; die inneren Meningen sehr blutreich, sehr stark durchfeuchtet, oben mit reichlichen Pacchioni'schen Granulationen besetzt. Die Venen derselben sind sehr ausgedehnt und geschlängelt. Das Gehirn wiegt 1200 g, ist blutreich, sehr weich, die Kammern etwas erweitert, enthalten röthliche wässerige Flüssigkeit. Die Varolsbrücke vergrössert, sehr weich und zeigt am Durchschnitte sehr reichliche, oft untereinander zusammenfliessende punkt- und streifenförmige Blutaustritte; die Substanz der Brücke in der Umgebung dieser Extravasate strohgelb und besonders weich.

Die Schilddrüse ist sehr klein, blassroth. Einzelne Lymphdrüsen der linken Halsseite erreichen Haselnussgrösse, sind hart und erscheinen am Durchschnitte gelblich und trocken. Die linke Lunge ist frei, die rechte stellenweise angewachsen. Die linke Lunge besteht aus drei Lappen; ihr Unterlappen von seinem vorderen unteren Rande her nach aufwärts zu mehrmals seicht gespalten, während der Mittellappen in der Richtung von oben nach unten drei Einkerbungen zeigt und dadurch viertheilig wird. Im ganzen Lungengewebe liegen bis halblinsengrosse käsige Infiltrate verstreut. Die rechte Lunge zeigt an ihrer Spitze eine tiefe Einkerbung, die durch eine in einer Pleuraduplicatur verlaufende Vena azygos ausgefüllt ist. Der Oberlappen ist ausserdem noch durch eine von hinten nach vorne verlaufende Spalte tief getheilt, ein Mittellappen ist nicht ausgebildet. Auch in dieser Lunge findet man kleine käsige gelbliche Herde und Knötchen; das Gewebe der Lungen ist sonst mässig blutreich, ziemlich feucht. Der Herzbeutel enthält an 50 Gramm klarer Flüssigkeit; das Herz besitzt eine dem Körper entsprechende Grösse. Die linksseitigen Höhlen von normaler Weite, etwas dünnwandiger; die rechte Herzkammer deutlich erweitert, ihre Wandung sichtlich verdickt, das Herzfleisch brüchig, gelblichbraun. Die Klappen sind zart, die Intima aortae da und dort etwas gelblich gefleckt und leicht verdickt.

Aus der Bauchhöhle entleert sich ziemlich viel klares Serum; die Leber ist klein, sehr dicht, gelbbraun, die Milz leicht vergrössert, sehr hart und blutreich, ihre Kapsel stellenweise schwielig verdickt; vor ihr liegt eine bohnengrosse, ebenfalls indurirte Nebenmilz. Die Nieren von gewöhnlicher Grösse, sehr hart, dunkelroth, cyanotisch; die Oberfläche etwas körnig, die Kapsel aber leicht ablösbar; der Magen leer, seine Schleimhaut verdickt, röthlich-violett, mit zähem Schleim bedeckt, ecchymosirt. Die Gedärme bieten ausser Oedem der Schleimhaut keine bemerkenswerthe Veränderung. —

Das Skelet wurde in seinen zarteren Theilen von mir selbst präparirt. Alsbald nach der Obduction wurden dünne Scheiben aus den folgenden mit Epiphysen versehenen Stellen behufs nachträglicher mikroskopischer Untersuchung entnommen: Linker Humeruskopf, linker Femurkopf, linker grosser Trochanter, untere Epiphyse des linken Femur, untere Epiphyse der linken Tibia.

Das Skelet hat dermalen, vom Scheitel bis zur Unterseite des Fersenbeins gemessen, eine Gesammthöhe von 111 *cm* (auf der Klinik war als Körperlänge 112·5 gemessen worden). Diese geringe Differenz von anderthalb Centimeter fällt einerseits auf die Dicke der Schädeldecke und der Fusssohlenweichtheile, anderseits auf die Schrumpfung der Wirbelbandscheiben, ist übrigens geringer, als sie sonst in Rechnung gebracht zu werden pflegt. Von der Gesammtlänge entfallen auf die Entfernung vom Scheitel zum höchsten Punkte der Crista ossis ilei 45 *cm*, von hier bis zur Sohle 66 *cm*.

Wir wollen zunächst das Skelet einer genaueren Betrachtung unterziehen. Um gleichzeitig einen Ueberblick über die Proportionen der einzelnen Knochenlängen gegenüber denen eines gleich grossen normalen Skeletes zu gewinnen, wurden die Masszahlen von dem 112 *cm* hohen Skelete eines siebenjährigen Knaben beigesetzt.

Der Schädel.

Fassen wir den vor uns ruhenden Schädel ins Auge, so erweckt er, insbesondere wenn er sich an seiner Stelle auf dem Skelete befindet, zunächst in uns die Meinung, er besitze eine für das Gesammtskelet unverhältnissmässige Grösse. Die Täuschung, welcher wir durch diesen Eindruck verfallen, wird sich aber weiter unten aus der Gegenüberstellung der analogen Zahlen, die am Schädel eines gleich grossen Kindes und dem des Zwerges aufgenommen wurden, ergeben.

In der folgenden Tabelle ist eine Reihe von Schädelmassen zusammengestellt, und zwar betreffen die in der ersten Columne befindlichen Zahlen den Zwerg, während die der zweiten am Schädel des 112 *cm* langen, 7jährigen

Kindes abgenommen worden sind. Um die Messungen in einer Weise vorzunehmen, dass die dadurch gewonnenen Zahlen bei einem später anzustellenden Vergleiche ohneweiters verwendbar seien, ist bei Abnahme der Masse der Länge und Breite eine Horizontalebene als Basis angenommen worden, die durch die Spina nasalis anterior und den hinteren Rand der Peripherie des Foramen occipitale magnum gelegt gedacht ist.

Masse	Zwerg	7jähr. Kind
Grösste Länge auf die Horizontale projicirt	169 mm	168 mm
Grösste Höhe über der Horizontalen	133 »	130 »
Grösste Breite	142 »	138 »
Breite der Stirn, 1 cm über dem Orbitalrand	98 »	91 »
Grösster Längenumfang des Schädeldaches	506 »	499 »
Scheitelbogen von der Nasenwurzel bis zum Foramen magnum	363 »	358 »
Bogen von der Nasenwurzel bis zum Anfang der Pfeilnaht	126 »	126 »
Länge der Pfeilnaht	125 »	122 »
Bogen vom Ende der Pfeilnaht bis zum Foramen magnum	112 »	110
Querer Abstand der Processus mastoïdei	113 »	110 »
Länge des Bogens, der diese beiden Fortsätze verbindet	315 »	310 »

Was nun den Bau des Hirnschädels im Allgemeinen betrifft, so wäre vor Allem zu bemerken, dass derselbe zunächst insoferne eine Unregelmässigkeit seiner Entwicklung darbietet, als dessen linke hintere Hälfte im Vergleiche zur rechten etwas verengt erscheint.

Der Schädel erscheint in der Umgebung des linken Lambdanahtschenkels wie etwas flachgedrückt, dagegen ist die entsprechende Partie der rechten Seite etwas umfänglicher und übertrifft die linke an Rauminhalt; in der vorderen Hälfte des Schädels obwaltet ein gleiches Missverhältniss, wenn auch in etwas geringerem Masse ausgesprochen; indess findet hier das Verhältniss eine Umkehrung, indem die rechte Hälfte die schmälere ist. Der Schädel stellt also in Bezug auf seine Gestalt einen geringen Grad von Rhombocephalie dar, ein im ganzen weder seltener noch auffallender Befund.

Die einzelnen Theile des knöchernen Hirnschädels bieten in ihrem Aussehen sonst nichts besonders Auffallendes. Die Aussenoberfläche ist ganz glatt, die Innenseite erscheint durch ein mässig tief, aber sehr deutlich ausgebildetes Geäste von arteriellen Gefässfurchen gezeichnet. Entlang dem Sinus falcif. maj. der Dura finden sich einzelne grübchenförmige Lücken, Absumptionen durch Pacchioni'sche Granulationen, einige etwas tiefer gegrabene in der Stirngegend. Die Dicke der Schädelknochen schwankt zwischen 2 und 4 mm, erreicht an den dicksten Stellen, z. B. dem Stirnbein, nicht 5 mm; die Knochensubstanz ist vorherrschend eine compacte, die spongiöse Substanz findet sich im Bereiche der dicksten Knochenpartien, besonders in den Stirnbeinen. Die Nähte des Schädels sind sämmtlich offen, reichlich und tief gezackt; am tiefsten die der Lambdanaht. Das Stirnbein ist durch eine sowohl innen als aussen offene Stirnnaht entzwei getheilt. In der Lambdanaht ist eine Reihe kleinster Schaltknochen in Gestalt isolirter Nahtzacken eingefügt. Die Nahtzacken schliessen vollkommen fest aneinander, lassen keinerlei Kluft von bemerkenswerther Weite zwischen sich.

Die Schädelbasis gewährt in mancher Hinsicht ein eigenthümliches Bild. Zwar besitzen die einzelnen Bestandtheile derselben eine im Allgemeinen normale Gestalt; auch das Verhalten der Nähte ist bis auf das der Spheno-occipitalfuge ein im Allgemeinen gewöhnliches. Hingegen fällt zunächst die Beschaffenheit der Juga cerebralia und der Impressiones digitatae auf; erstere sind breit, flach (vergl. Sectionsbefund), wellenförmig und bilden ein nur spärliches und grobmaschiges Netz von meist niedrigen Erhabenheiten, zwischen welchen, natürlich in entsprechender Anzahl, sich die seichten fingerförmigen Eindrücke vorfinden. Besonders auffällig ist dieses Verhalten auf den Orbitaldächern und tritt beim Vergleiche mit dem Schädel eines ungefähr gleich grossen (7 jähr.) Kindes erst recht deutlich zu Gesicht.

Eine zweite Eigenthümlichkeit der Schädelbasis ist, dass die Fissuren und Canäle, von welchen jene durchsetzt wird, in einem auffallenden Masse klaffen. Insbesondere gilt dies vom Foramen coecum und der Fuge zwischen der Felsenbeinpyramide und dem Os basilare; ganz Gleiches ist aber übrigens auch an anderen Löchern zu sehen; die Fissura sphenoidalis ist zwar um einige Millimeter kürzer als man sie an Schädeln Erwachsener findet, dagegen um ebensoviel länger als an dem des 7 jährigen Kindes, und dabei fast noch einmal so breit als bei Erwachsenen; die Mündung des Meatus auditorius internus übertrifft auch die eines Erwachsenen an Weite, desgleichen die Foramina jugularia, deren rechtes ausserdem, wie sonst, dem linken an Weite der Lichtung überlegen ist. Ein Gleiches gilt endlich in auffallendem Masse von den beiden Augennervenlöchern und den beiden For. condyloid. des Hinterhauptbeines. Hier wäre endlich noch zu erwähnen, dass auch die Emissarienlöcher des Schädels im allgemeinen grösser sind, als man sie sonst zu finden gewohnt ist. Foramen rotundum und ovale sind kaum grösser als an dem 7 jährigen Kinde.

Die Grube, in welcher die Hypophysis beherbergt war, ist sowohl durch besonderen Umfang als Tiefe ausgezeichnet. Da diese Grube in einem Gebiete des Schädelskeletes liegt, der für die Entwicklung des ganzen Schädels von so hervorragender Bedeutung ist, darf ich bei diesem Befunde etwas mehr verweilen. Am deutlichsten wird dessen Abnormität aus folgender Zusammenstellung hervorgehen:

	Zwerg	7jähr. Kind	Erwachsener; (Mittelmass aus mehreren Messungen)
Abstand der Crista der Sattellehne von der Kante des Tuberculum sellae turcicae	17 mm	8 mm	11 mm
Breite der Sella turcica	16 »	11 »	13 »

Die Grube ist, wie auch das übrige Schädelinnere, vollkommen glatt und zeigt ebensowenig als ihre Umgebung irgend welche Spuren pathologischer Affectionen, welche eine Ursache für die abnorme Grösse der Grube abzugeben vermöchten.

Von einzelnen Knochen des knöchernen Hirnschädels wären noch einige Einzelheiten zu bemerken *).

Das Stirnbein, welches, wie schon erwähnt, durch die Persistenz seiner medianen Naht zweitheilig erhalten geblieben ist, setzt sich in eine auffallend breite und dabei kurze Pars nasalis fort. Ihre Breite von 29 mm, gemessen an der Berührungsnaht mit den Nasenbeinen, übertrifft auch noch das Mass der meisten Schädel Erwachsener; ich fand an solchen an einer Anzahl von Messungen eine durchschnittliche Breite von 25 mm, während sie am Schädel des 7jährigen Kindes nur 22 mm misst.

Die Höhe des Nasenfortsatzes, in der Weise gemessen, dass als Basis eine Linie, welche die höchsten Punkte der beiden Orbitalränder verbindet, angenommen wurde, beträgt beim

Zwerg	Erwachsenen	7jähr. Kinde
5 mm	10 mm	9 mm

Die Stirnnasenbeinnaht verläuft dabei fast vollkommen quer, während sie sonst sowohl beim Kinde als beim Erwachsenen einen nach unten offenen Bogen oder selbst Winkel darstellt. Die Augenbrauenwülste erheben sich nur wenig über die Stirnoberfläche, so dass die Glabella nur sehr wenig gegen jene vertieft erscheint. Die Stirnhöcker sind als solche eigentlich gar nicht angebildet, da die Stirn ihren am meisten vorspringenden Theil entlang der Mittelnaht zeigt. Von sehr bemerkenswerther Gestaltung erscheinen die Orbitaltheile des Stirnbeines. Während dieselben beim Kinde eine geringe Aufwölbung entsprechend der Orbitalhöhle, beim Erwachsenen eine manchmal kaum merkbare aufweisen, zeigt die Pars orbitalis des Zwerges eine auffallende Vorwölbung gegen das Schädelinnere; ausserdem besitzt das Orbitaldach noch jene oben geschilderten wellenförmigen Juga cerebralia in sehr ausgesprochener Weise.

Innig mit dieser Bildung der Orbitaltheile des Stirnbeines steht auch das merkwürdige Verhalten des Siebbeines in Zusammenhang. Das Siebbein

---

*) Aus Gründen, die sich aus der Arbeit selbst weiters ergeben werden, muss ich auf die Beschreibung des Skelets näher eingehen, als es nöthig scheinen könnte.

besitzt eine Länge von 22 *mm* und stellt eine nur theilweise erhaltene Siebplatte dar; denn nur seine hintere Hälfte kann auf diesen Namen Anspruch erheben, während die vordere durch eine grosse, fast einen Centimeter lange Lücke ersetzt ist, welche durch die nach vorne frei in die Lücke hineinragende Crista galli ossis ethmoidalis unvollständig halbirt wird. Gleichzeitig ist dasselbe im Verhältniss zu seiner Umgebung sehr vertieft, so dass die Augenhöhlendächer fast steil zu ihm abfallen; ich konnte durch Messung constatiren, dass die Niveaudifferenz zwischen Orbitaldach und Siebbeinplatte beim Zwerge fast das Doppelte des Masses an einem Erwachsenen und fast ein Drittheil mehr als bei dem Kinde betrage.

	Zwerg	7jähr. Kind	Erwachsener
Siebbein	22	24	30 *mm*

Die Seitenwandbeine bieten wenig Bemerkenswerthes. Einige die Pfeilnaht begleitende Venenlöcher fallen durch ihre Grösse auf.

Wie an so vielen Schädeln, so beansprucht auch hier das Keilbein eine besondere Aufmerksamkeit. Die kleinen Keilbeinflügel zeigen kaum einen auffallenden Befund; auch die grossen besitzen eine im Ganzen entsprechende Gestalt; immerhin unterscheiden sich diese durch eine gewisse Schmalheit von anderen ihres Gleichen und verleihen dem ganzen Keilbein eine gewisse Zierlichkeit und Gracilität.

Folgende Zahlen lehren dieses Verhältniss:

	Zwerg	Erwachsener	7jähr. Kind
Breite des grossen Keilbeinflügels an der Basis	25	33	26 *mm*
» » » » » » Spitze	15	28	20 »
Spannweite der hinteren Ecken an der Basis	64	70	58 »
» » vorderen » » » »	30	34	28 »
» » hinteren » » » Spitze	112	128	112 »
» » vorderen » » » »	97	108	94 »
Abstand der Foramina rotunda von einander	22	25	21 »

Ich will hier an die oben angeführte Thatsache erinnern, dass die Hypophysengrube sich durch eine auffallende Grösse und Tiefe auszeichnet; dabei ist, wie aus diesen Massen erschlossen werden kann, der Körper des Keilbeins selbst nicht besonders verbreitert.

Die Proc. clinoidei antici sind entsprechend entwickelt; die diese beiden Hörner verbindende Leiste, der Limbus sphenoidalis, springt als eine an der Unterseite tief gekehlte Leiste vor; während sonst das Tuberculum sellae so ziemlich in einer Ebene mit der Oberfläche des Corpus ossis sphenoidalis antic. und dem Os ethmoidale zu liegen pflegt, steht es am Schädel des Zwerges um 4—5 *mm* unter diesem Niveau. Das Tuberculum sellae turcicae ist niedrig, die Processus clinoidei medii sind kaum zu erkennen. Die Sattellehne ist hoch und steil aufgerichtet, die Processus clinoidei post. sind klein. Während die vordere Seite des Dorsum ephippii glatt und rein knöchern ist, ist die hintere Seite in der Breite von einem Centimeter höckerig rauh und wie im frischen Zustande so auch in dem gegenwärtig macerirten mit einer nun allerdings vertrockneten Knorpelplatte überzogen. Diese Knorpelplatte setzt nach den Seiten an der Kante der Lehne, nach unten zu scharf und quer in einer fast geraden Linie ab. Diese Linie entspricht der noch gar nicht verkalkten, am macerirten Schädel weit klaffenden Fissura spheno-occipitalis. Diese Fissur ist in ihrer ganzen Ausdehnung gleichmässig offen geblieben; ihre Ränder sind, so besonders an der basalen Seite, von ganz schmalen und niedrigen Knochenleistchen gebildet. Durch die Anwesenheit dieser knorpeligen Belegplatte unterscheidet sich dieser Schädel nicht nur von dem Schädel eines Erwachsenen, sondern auch dem des Kindes auffallend. Der Winkel, welchen die beiden Knorpelplatten keilbeinwärts einschliessen, ist kleiner als der, den die Ebene der Fissura spheno-occipitalis und die Rückenfläche des Dorsum des Kindsschädels mit einander einschliessen.

Dieser Befund hängt mit einem anderen Befunde zusammen, der mich alsbald zum Grundbein führt.

Die knorpelig belegte Hinterfläche des Dorsum ephippii setzt sich, natürlich von der durch die offen gebliebene Fissura spheno-occipitalis bedingten Unterbrechung abgesehen, nach hinten und abwärts in den Clivus fort.

Die Pars basilaris des Hinterhauptbeins trägt in ihrer Form denselben Charakter, den auch der zweite Schädelwirbel besitzt. Seine sehr auffallenden Masse sind nebst den homologen Vergleichsmassen:

	Zwerg	Erwachsener	7jähr. Kind
Breite des Os basil. an der Symph. spheno-occipitalis	15	22	19 *mm*
Entfernung der Sattellehnenkante vom Hinterhauptloch (Länge des Clivus)	31	46	34 »
Entfernung der Fissura spheno-occipitalis vom For. occipit. magn. . . .	20	30	23 »
Entfernung der For. condyloidea anter.	28	32	24 »

Der Clivus ist vollkommen flach, einer Rinne nicht vergleichbar. Wie ersichtlich sind die Masse des Grundbeins des Zwerges für beide Dimensionen bedeutend kleiner als die beiden anderen. Ich möchte deshalb auf die oben angeführten Verhältnisse der Weite der Fissuren und Löcher der Schädelbasis zurückverweisen, indem sich dieser Umstand hier in der Weise geltend macht, dass die Spitze der Felsenbeinpyramiden 2 bis 5 *mm* vom Grundbein entfernt steht. Die Tubera condyloidea sind niedrig. Die Hinterhauptschuppe zeigt sonst ganz normale Verhältnisse; ihre Innenoberfläche ist sehr glatt, ziemlich eben; die verschiedenen Leisten derselben sind niedrig, glatt, wellenförmig; die für die Blutleiter bestimmten Furchen sind sehr seicht, manche, so jene für den Sinus transversus, überhaupt nicht sichtbar.

	Zwerg	Erwachsener	7jähr. Kind
Medianer Durchmesser des Foramen occipitale magnum	34	36	35 mm
Grösster frontaler Durchmesser des Foramen occipitale magnum	30	33	18 »

Die beiden Gelenksfortsätze des Hinterhauptbeins gleichen an Umfang denen des 7ährigen Kindes; ihre eigenthümlich gestalteten, sonst nach mehreren Richtungen des Raumes gebogenen Gelenksflächen entsprechen hingegen sowohl hinsichtlich dieser Eigenschaft als in ihrer vollkommenen Glattheit denen des Erwachsenen-Schädels. (Der Gelenksfortsatz des Hinterhauptes ändert die Beschaffenheit seiner Gelenksfläche im Verlaufe der Wachsthumsperiode nämlich sehr wesentlich.)

Die verschiedenen Cristae und Rauhigkeiten der Unterseite des Hinterhauptbeines sind sehr deutlich und scharf ausgebildet, so insbesondere die Crista occipitalis externa, die Lineae semicirculares. Die Protuberantia occipit. externa hingegen ist sehr flach und glatt.

Die den Ansatzflächen der Muskel entsprechenden Stellen sind in ihren Conturen ziemlich deutlich umgrenzbar; sie sind allerdings nicht so plastisch abgedrückt, wie man es an Schädeln Erwachsener beobachten kann, doch unvergleichlich auffallender, als es der Schädel des 7jährigen Kindes zeigt.

Das Schläfebein hat eine dem übrigen Bau des ganzen Schädels entsprechende Grösse. Ausser den schon angeführten Störungen seiner Verbindung gegen das Grundbein und der abnormen Weite des Meatus acusticus internus wäre zunächst zu erwähnen, dass die Kanten des Felsenbeines sehr glatt und abgerundet sind. Die Schuppennaht ist nicht eine einfache Harmonie (s. Tafel II, Fig. 1) sondern eine echte gezähnte Naht; der ganzen Naht entlang steigt die Knochensubstanz mit einer abgeschrägten Stufe aus der Oberfläche des Planum temporale heraus und macht gewissermassen den Eindruck einer aufgeklebten Knochenplatte; nur die anstossenden Ränder des Scheitelbeines nehmen Antheil an der Vorwölbung; im Uebrigen ist die Knochenconfiguration eine normale, die Schuppe ist etwas dicker; die Sutura petroso-squamosa ist links (siehe Tafel I, Fig. 1) offen geblieben, rechts verschlossen. Der Warzenfortsatz ist zwar niedrig, kaum grösser als der des 7jährigen Kindes; seine Oberfläche ist aber sehr rauh und höckerig; die Incisura mastoidea ist scharf und tief eingeschnitten. Die Gehörknöchelchen besitzen eine Grösse wie die eines Erwachsenen; links sind Hammer und Ambos knöchern ohne weitere Verbildung mit einander verwachsen. Der Meatus auditorius externus ist schmäler, länglich oval, indem die Pars tympanitica nach dem Gehörgang zu leicht eingedrückt erscheint.

Von besonderem Interesse erscheint das Gesichtskelet des Zwerges. Dasselbe ist im Allgemeinen durch eine im Verhältniss zu seiner Höhe bedeutende Breite charakterisirt. Dieser Umstand ist es auch, der diesem im Ganzen, wie sich zeigen wird, in den übrigen Massen nicht sehr abnorm gestalteten, sonst kleinen Gesichte den Typus des Erwachsenen aufdrückt. Ausser diesem Ueberwiegen der Breite des Gesichtskeletes, die vorzüglich auf die starke Ausladung des Jochbogens zurückzuführen ist, sind es noch zwei andere Momente, welche mithelfen, diesen Charakter des Gesichtes zu vervollständigen: das Gesichtskelet ist nämlich ausserdem deutlich prognath, dabei die Nase sehr niedrig, breit und flach. Endlich fällt der Unterkiefer durch die Breite seines Winkels, durch das weite Auseinanderstehen seiner Anguli auf, wodurch die Breite besonders der unteren Gesichtshälfte begründet erscheint; dieses Moment findet endlich noch eine Steigerung in einer auffallend scharfen Plastik des ganzen Unterkiefers, in erster Linie der hinteren Kieferwinkel, der Ansatzstelle des M. masseter. (Vgl. Tafel I, Fig. 3 und 4.)

Ueber die grösseren Knochen des Gesichtskeletes sei noch Folgendes speciell erwähnt:

Die Nasenbeine bilden nicht, wie sonst, einen nach vorne vorspringenden, mehr minder geschweiften Kiel, sondern sie liegen in einer Ebene flach an einander und stellen dadurch, dass sie nach untenzu lang, spitz und leicht gebogen auslaufen und dabei in fast flachem Bogen in den Naseneingang von obenher eingreifen, die Silhouette eines umgekehrten Bechers dar. So lange sie neben einander liegen, messen sie 2·5 und 3 *mm* in der Breite, werden sodann nach abwärts zusehends schmäler. Eine Krümmung um eine frontale Axe ist nur durch eine leichte Eindrückung angedeutet. In ihrer Mitte sind beide an symmetrischer Stelle von einem über einen Millimeter weiten Gefässloch durchsetzt, Gefässlöcher, wie man sie von solcher Weite an dieser Stelle sonst kaum zu sehen bekommt. Wie schon oben erwähnt, besitzt die Stirnoberkiefernaht fast einen ganz queren Verlauf; es reichen deshalb die Nasenbein- und die Oberkiefernasenfortsätze gleich weit hinauf und erscheint ob der Schmalheit der rudimentären Nasenbeine das Nasenskelet fast nur von diesen Oberkieferfortsätzen bestritten. Die Vergleichsmasse des Nasenbeines sind:

	Zwerg	Erwachsener	7jähr. Kind
Nasenbein, Länge (median)	13	23	19 *mm*
» grösste Breite	3	13	9 »

Entgegengesetzt verhält sich der Oberkiefer. Dieser fällt sowohl durch seine Grösse als durch seine Oberflächenbeschaffenheit besonders auf. Wie schon erwähnt, ist der Bau desselben ausgesprochen prognath. Die Nasenfortsätze sind verhältnissmässig etwas breiter und umschliessen eine Nasenöffnung von folgender Grösse:

	Zwerg	Erwachsener	7 jähr. Kind
Nasenloch: Grösste Breite nahe der Basis	20	24	19 mm
Mediane Höhe	23	35	22 »

Der Alveolarfortsatz ist sehr kräftig entwickelt und gleicht sowohl durch die Profilirung der Zahnzellen als die Stärke der Knochenlamellen dem eines Erwachsenen.

	Zwerg	Erwachsener	7 jähr. Kind
Höhe des Alveolarfortsatzes	14	16	11 mm
Aeusserer Umfang des Alveolarfortsatzes (von den Proc. pterygoidei an gem.)	134	146	110 »
Höhe seines Bogens (mediane Länge des harten Gaumens sammt Zwischenkiefer)	460	470	360 »
Breite des Bogens (hintere Breite des harten Gaumens)	290	360	290 »
Aeussere Breite des Oberkieferalveolarfortsatzes	560	610	540 »

Die Foramina infraorbitalia sind, analog der Beschaffenheit der Löcher und Fissuren der Schädelbasis, weiter als an dem ähnlich grossen Kindesschädel, ja weiter als bei den meisten Erwachsenen.

Der Abstand der entferntesten Punkte der Processus zygomatici beträgt 86.

Die Jochbeine tragen, wie erwähnt, und wie aus dem Verhalten der Breite des Oberkiefers zu ersehen ist, fast allein die Breite des Gesichtes, dabei sind sie schmäler als die des Kindes; mehrere For. nutrit. fallen wieder durch ihre Weite auf.

	Zwerg	Erwachsener	7 jähr. Kind
Jochbeine: Abstand ihrer weitest von einanderstehenden Punkte	120	133	106 mm
Höhe über dem unt. Ende der Sut. maxill.-zygomatica	18	24	20 »

Andere für die Proportionirung des Kopfskeletes wichtige Zahlen folgen unten bei der Zusammenstellung anderer Kopfmasse.

Der Unterkiefer des Zwerges gehört zu dem Interessantesten des ganzen Skeletes. Zunächst seine Grösse.

	Zwerg	Erwachsener	7jähr. Kind
Höhe des Unterkiefers in der Medianlinie (ohne Zähne)	26	31	25 mm
Vom Kinnstachel zum Angulus maxill.	67	92	68 »
Vom Angulus zum Capitulum	53	61	45 »
» » » Proc. coronoid.	47	58	45 »
» » zur Incisura	38	44	35 »
Breite der Aeste in der Höhe der Zahnreihe	28	42	24 »
Abstand der beiden Anguli von einander	88	102	73 »

An diesem Knochen ist, wie die Tafel auch erkennen lässt, die Oberflächenprofilirung eine ganz ausgezeichnete. Die Linea obliqua ext. ist nicht schwächer als beim Erwachsenen: die Ansatzstelle des M. masseter ist durch den scharfen Winkel am Angulus und dessen Auswärtsbiegung selten kräftig markirt; Gleiches gilt von der Protuberantia mentalis und dem unteren Rande des Unterkieferbogens, besonders in dessen vorderem Theile, welcher der Anheftungsstelle des Platysma myoides entspricht; die Innenseite des Kiefers ist nicht minder kantig und höckerig; die Spina mentalis mit den Insertionsflächen der Mm. geniohyoid. und genio-gloss., die des M. mylohyoideus treten kräftig modellirt hervor. So stellt der Kiefer sich durch seine Kleinheit und sonstigen Massverhältnisse als ein Organ von kindlicher Ausbildung dar, das jedoch durch die zahlreichen Details seiner Oberfläche seinen kindlichen Charakter vollkommen verloren hat und nun thatsächlich eine verjüngte Wiedergabe eines gewöhnlichen, normal entwickelten Unterkiefers zu sein scheint.

Den letzten Theil des äusserlich sichtbaren Gesichtskeletes bilden die Zähne. Wir können uns ihren Ausbau durch folgendes Schema vergegenwärtigen:

$$\text{(1)} \frac{2}{2} \cdot \frac{2}{2} \cdot \frac{1}{1} \cdot \frac{4}{4} \cdot \frac{1}{1} \cdot \frac{2}{2} \cdot \frac{2}{2} \text{(1)}$$

Der Zwerg besitzt also 28 durchgebrochene Zähne; die beiden letzten Molaren sind im Oberkiefer im Durchbrechen stehen geblieben. Im Unterkiefer ist von denselben nicht nur nichts zu sehen, sie sind am wahrscheinlichsten überhaupt gar nicht angebildet, zumindest sehr rudimentär geblieben, weil der letzte (zweite) Molare schon ganz am aufsteigenden Kieferaste zu stehen gekommen ist und der Alveolarfortsatz mit ihm alsbald seine Dicke verliert. Sämmtliche Zähne sind sehr gut erhalten, es zeigt kaum einer eine Spur cariöser Arrosion, alle dagegen (die beiden letzten Molaren natürlich ausgenommen) einen reichlichen Zahnsteinbesatz an der Krone. Die einzelnen Zähne sind verhältnissmässig gross (die Kante der mittleren oberen Schneidezähne misst 6·5 mm Länge), schön ciselirt, ohne Spuren rachitischer oder anderer Erkrankung. Der Schluss der Zahnreihen ist ein vollkommener. Die äussere Contourlinie der Kronen des Unterkiefers steht gleichmässig 2 mm weit innerhalb der oberen. Die Schliffflächen sind unbedeutend, finden sich bei den Meisselzähnen des Oberkiefers an der Innenseite, am Unterkiefer an der Aussenseite der Kante; auch die Eck-, Backen- und Mahlzähne sind nur wenig abgenützt.

Das Rumpfskelet.

Das Rumpfskelet hat, vom 1. Halbswirbel bis zur Steissbeinspitze gemessen, eine Länge von 425 mm, vom Brustbeingriff zur Schambeinsymphyse eine von 317 mm.

Durch die geringe skoliotische Verbiegung der oberen Brustwirbelsäule nach links ist der ganze Thorax auch etwas schief gestellt, die rechte Seite ist stärker gewölbt als die linke. Das Brustbein weicht mit dem Körper etwas nach rechts. Die Wirbelsäule ist ziemlich gestreckt, ihre physiologischen Krümmungen nur wenig erkennbar. Der Brustkorb hat nicht Tonnengestalt, sondern ist nach unten zu weit offen. Es ist möglich, dass diese Erweiterung der unteren Thoraxapertur mit dem Krankheitszustande des Zwerges (Hydrops ascites, Anschwellungen der inneren Bauchorgane, insbesondere der Leber, Hydrothorax, Emphysem u. dgl.) in Zusammenhang zu bringen ist.

Die Wirbelsäule besteht aus 7 Hals-, 12 Brust- und 5 Lendenwirbeln. Sämmtliche Wirbelkörper tragen einen gleichen Typus der Gestalt an sich. Zunächst sind sie wie von oben nach unten zusammengedrückt, also niedrig; dabei ragen die Ränder der oberen und unteren Wirbelkörperflächen nach aussen vor, sind manchmal, und zwar besonders an den mittleren Brustwirbelkörpern, fast überhängend, während der Körper quer halbrinnenförmig vertieft ist. Die Oberfläche der Wirbelkörper ist sehr rauh, wie wurmzerstochen, von vielen und weiten Gefässlöchern durchsetzt. Der knöcherne Ring der einzelnen Wirbelkörper ist durchaus normmässig geschlossen. Auch die Gelenks-, Quer- und Dornfortsätze sind von gewöhnlichem Aussehen, aus fester Knochenmasse gebildet, ihre Oberfläche ist im Gegensatze zu der der Wirbelkörper ganz glatt. Die Zwischenwirbelscheiben sind dick und erscheinen fast durchaus breiter als die Wirbelkörper selbst.

Als eines zufälligen Befundes sei einer kleinen Abnormität am Atlasring gedacht, welcher aus zwei Stücken besteht, die durch eine sehr schmale Zone Bandmasse mit einander verbunden sind; er zeigt vorne in der Medianlinie eine Naht und 9 *mm* nach rechts davon eine zweite, so dass also hier in den Knochenring ein kleines Schlussstück eingefügt erscheint. Fälle von Fehlen dieses Füllsels sind nicht selten und stehen diese Varietäten offenbar in Verwandtschaft mit einander.

Die Gestaltung der Wirbelkörper soll durch folgende Massangaben noch näher gekennzeichnet sein:

	Zwerg	7jähr. Kind	10jähr. Kind
3. Halswirbel:			
Breite	19	17	19 *mm*
Höhe	6	6	6 »
7. Halswirbel:			
Breite	21	23	28 »
Höhe	6	7	8 »
4. Brustwirbel:			
Breite	14	21	22 »
Höhe	8	12	13 »

	Zwerg	7jähr. Kind	10jähr. Kind
8. Brustwirbel:			
Breite	23	24	26 mm
Höhe	10	15	15 »
11. Brustwirbel:			
Breite	30	30	32 »
Höhe	11	16	16 »
2. Lendenwirbel:			
Breite	31	34	36 »
Höhe	11	18	19 »
5. Lendenwirbel:			
Breite	35	35	41 »
Höhe	12	19	22 »

Es fällt aus dieser Zusammenstellung alsbald auf, dass die Breite der Wirbelkörper — es wurde an allen 3 Skeleten der Querdurchmesser der Mitte des Wirbelkörpers gemessen — nicht so sehr hinter den Massen der beiden anderen Skelete zurückbleibt, wie die Höhe desselben. Während sonst die Höhe der Wirbel sehr merklich und rasch zunimmt, so dass z. B. am Skelete des 10jährigen Kindes die Höhe des letzten Lendenwirbels über das Dreifache der Höhe des dritten Halswirbels ausmacht, so beträgt sie am Zwerge nur das Doppelte.

Die Verbreiterung der oberen und unteren Ränder der Wirbelkörper stellt eine abnorme Steigerung einer diesen Knochen normaler Weise zukommenden Eigenschaft dar. Die Oberflächenbeschaffenheit dieser ausgeladenen Ränder macht es sehr wahrscheinlich, dass wir diese Missstaltung der Wirbelkörper als eine Theilerscheinung anderer mit dem Zwergwuchse zusammenhängender Knocheneigenthümlichkeiten, nicht aber als den Effect eines pathologischen Processes aufzufassen haben, wozu in Rücksicht auf die Vorgeschichte des Individuums, nach welcher dieses wiederholt an rheumatischen Affectionen gelitten hat, einiger Grund vorhanden zu sein scheint; es spricht aber wohl der Umstand, dass die Körper sämmtlicher Wirbel betroffen sind, und weiters der, dass man in der Beschreibung eines anderen Zwergskeletes (His) ganz ähnliche Veränderungen beschrieben findet, mehr für die erstere Auffassung.

Ein sehr wesentlicher Befund an den Wirbelkörpern ist endlich der, dass die kleinen plättchenförmigen Epiphysen an den Dorn- und Querfortsätzen nicht nachweisbar sind, dass sich an Stelle derselben jetzt am getrockneten Skelete nur eine reichliche Knorpelablagerung vorfindet, in der auch keine Andeutung von Knochenkernen sichtbar ist; zusammen mit dem längslaufenden Rückenbande bilden diese Knorpelbelage ein vom Schädel bis zum Kreuzbein reichendes Band.

Ueber die Rippen ist nur wenig zu bemerken. Ihre Krümmung wurde bereits oben gelegentlich der Besprechung des Brustkorbes kurz charakterisirt; es sei hiezu noch beigefügt, dass sie, nachdem sie die Rückenkrümmung gemacht, nach innen und vorne ziemlich gerade verlaufen, sich in ihrem vordersten, dem Knorpelabschnitte, nicht stärker medianwärts krümmen, so dass auf diese Weise die schon in der klinischen Personsbeschreibung erwähnte grössere Tiefe des Brustkorbes erzeugt wird; indem auch die untersten Rippen sich ganz gleich verhalten, gewann der Thorax in seiner untersten Apertur auch seinen grössten Umfang. Inwieweit hier die Grösse der inneren Organe für sich massgebend gewesen sein mag oder aber, ob es wieder pathologische Zustände in diesen gewesen seien, für welche Annahme Anamnese, Krankengeschichte und Sectionsbefund hinlängliches Substrat zu liefern im Stande wären, sei hier nicht weiter untersucht. Die Rippen sind dünn und schmal und zeigen auch an ihrem Knorpelende keinerlei Verdickung; auch jene kammartig zugeschärften Ränder, denen man an rachitischen Skeleten öfters begegnet, vermissen wir. Die Rippenknorpel sind dicker und breiter, ihr Gefüge dichter als wir es am gleich grossen Kindesskelete finden.

Am Brustbein sehen wir dem Verhalten des übrigen Skeletes ganz homologe Zustände. Nicht allein, dass Körper und Griff durch eine breite knorpelige Naht von einander geschieden sind, so sehen wir auch den Körper aus mehreren knorpelig mit einander verbundenen Knochenstücken bestehen. Der Körper des Brustbeines ist gebildet aus vier fast quadratischen, doch verschieden grossen Knochenplatten, deren dritte (von oben gezählt) und grösste noch durch eine fast diagonal verlaufende Naht zweigetheilt wird. Der dolchförmige Fortsatz ist rein knorpelig. Dieses Brustbein unterscheidet sich von anderen Brustbeinen schliesslich noch dadurch, dass es, unfest von Gestalt wie es war, der Umgestaltung, die der Thorax erlitten hat, ohneweiters gefolgt ist; indem nun der Thorax eine Erweiterung in seinen unteren Theilen erfahren hat, wurde gleichzeitig auch der nachgiebige Körper des Brustbeins vorgeschoben, und so kam die an demselben vorhandene Abbiegung des Körpers in der Naht, welche diesen mit dem Griffe verbindet, nach vorne, und ausserdem eine Krümmung des Körpers selbst mit einer nach vorne gewendeten Convexität zu Stande.

Oberer Extremitäten-Gürtel.

Eine gewisse Aehnlichkeit im Charakter der Oberflächenbeschaffenheit haben die Schlüsselbeine mit dem Unterkiefer gemein. Vor allem fällt uns an denselben eine leicht verstärkte Krümmung auf, die aber nicht mit der Verkrümmung, welche die Clavicula durch Rachitis erfahren kann, zusammengestellt werden darf, weiters noch eine ziemlich gleichmässige Verbreiterung des

Knochens in der Fläche und endlich noch die kräftige Entwicklung der Gelenksenden und der Muskelansatzpunkte, so insbesondere der Ansatzstellen für den M. pectoralis und den M. trapezius; die Epiphysen am Sternalende sind noch nicht angebildet. Zur Charakteristik der Schlüsselbeine dienen folgende Masse:

	Zwerg	7jähr. Kind	10jähr. Kind
Schlüsselbeinlänge . . .	90	94	101 mm
Dicke des inneren Endes	17	15	15 »
» » äusseren »	21	13	13 »

Der Knochen ist trotz dieser grösseren Breitemasse nicht im geringsten plump.

Die Schulterblätter gleichen vollkommen kindlichen. Die Oberflächen sind glatt, die Cristae und Processus nicht auffallend verstärkt; die verschiedenen Masse differiren kaum von denen gleich grosser Kinderskelete. Die Epiphysen, sowohl die leistenförmigen an den Kanten als auch die flachen in der Fossa glenoidalis sind nur lose mit der Schaufel verbunden und knorpelig. Wie an den Wirbelkörperbandscheiben fällt auch hier die Reichlichkeit der Knorpelsubstanz dieser Epiphysen auf.

Die Oberarmknochen bieten, wie die Extremitäten überhaupt, mancherlei Auffallendes.

	Zwerg	7jähr. Kind	10jähr. Kind
Oberarmlänge[1]	205	230	231 mm
Grösste Dicke der oberen Epiphyse	40	38	37 »
» » » unteren » . .	52	42	45 »
Umfang in der Mitte der Diaphyse . . .	54	50	49 »

Der Humerus ist vollkommen gerade, seine Diaphyse scheint leicht in der Mitte gebogen zu sein, was sie aber nicht ist; die Biegung wird nur durch die so kräftige Tuberositas vorgetäuscht; auch die übrigen Muskelansatzpunkte und Leisten sind von kräftiger Plasticität, rauh. Die obere Epiphyse ist mit der Diaphyse vollkommen knorpelig verbunden; die Epiphysenhalbkugel ist etwas abgeflacht. Das Tuberculum majus ist auch separat gebildet und überragt etwas den Gelenkskopf. Auch die Condylen des unteren Humerusendes sind etwas vergrössert, insbesondere der Condylus internus; auf Kosten der Vergrösserung dieses Höckers besonders, zu geringerem Theile auch der des äusseren Höckers haben wir auch die auffallende Dicke des ganzen unteren Gelenksendes zu setzen. Diese beiden Condylen sind auch die Anheftungsstellen von durchschnittlich je 5 Muskeln. Beide Höckerchen sind mit lose haftenden Epiphysenplättchen besetzt. Die Trochlea entbehrt ihres gesonderten Knochenkernes.

---

[1] Ich messe hier stets die vorstehendsten Punkte.

Elle und Speiche sind dem Humerus ganz symmetrisch entwickelt: kräftige, in Allgemeinen glatte Röhre mit scharf, wie am Skelet des Erwachsenen, prominirenden Muskelansatzstellen. Es gilt für diese wie für alle anderen Knochen des Skeletes, dass wir trotz der Kleinheit der Form doch jene Glattheit und Unentschiedenheit der Oberflächengestaltung vollkommen vermissen, durch die zum grossen Theile das kindliche Skelet charakterisirt erscheint. Auch hier begegnen wir mehreren freien Epiphysen: am Radiusköpfchen, Olecranon (das Epiphysenplättchen desselben ist auffallend dick und rauh), den beiden unteren Gelenksenden der Vorderarmknochen.

	Zwerg	7jähr. Kind	10jähr. Kind
Masse: Radius:			
Länge	161	163	173 mm
Dicke der oberen Epiphyse	13	13	15 »
» » unteren »	22	22	24 »
Ulna:			
Länge	181	172	184 »
Dicke der oberen Epiphyse	26	23	25 »
» » unteren »	14	13	16 »

Zur richtigen Auffassung der hier vorkommenden, aber nicht gleichmässig verbreiteten Gelenksverdickungen möchte ich daran erinnern, dass sich an der dicken Epiphysenplatte des Olecranons der M. triceps ansetzt, während die unteren Gelenksenden, die keine Verdickung aufweisen, von Muskelinsertionen fast ganz verschont sind.

Die Handwurzelknochen, in normaler Zahl vorhanden, stellen eine verjüngte Wiedergabe dieser Knochen von Erwachsenen dar, so scharf und genau ist ihre Gestalt ausgearbeitet.

Mittelhand- und Fingerknochen sind vollzählig; über ihre Oberfläche gilt ganz Analoges, wie es über die anderen Armknochen gesagt wurde. Die Grössenverhältnisse derselben sind folgende:

	Zwerg	7jähr. Kind	10jähr. Kind
Metacarpus II. Länge	45	47	48 mm
Dicke des proximalen Endstückes	14	12	14 »
» » distalen »	10	9	11 »
Metacarpus III. Länge	45	46	47 »
Dicke des prox. Endes	11	11	11 »
Dicke des distal. Endes	11	8	9 »
Metacarpus V. Länge	36	36	38 »
Dicke des prox. Endes	10	9	11 »
Dicke des distal. Endes	9	7	6 »

	Zwerg Phalanx			7jahr. Kind Phalanx			10jahr. Kind Phalanx		
	a	b	c	a	b	c	a	b	c
I. Finger.									
Länge	31	20	17	31	20	16	35	21	13 mm
Dicke des prox. Endes	11	11	11	11	10	10	13	11	8 »
» » dist. Endes	11	10	8	10	8	6	11	9	6
III. Finger.									
Länge	30	19	13	32	20	11	32	20	12 »
Dicke des prox. Endes	12	10	8	12	9	6	11	10	6
» » dist. Endes	10	9	6	8	5	4	9	7	4 »
V. Finger.									
Länge	22	11	7	20	11	8	22	11	8 »
Dicke des prox. Endes	14	8	7	9	7	5	9	7	5 »
» » dist. Endes	13	7	5	8	5	3	6	5	3 »

Gleichwie an den anderen Längsknochen, sind auch hier die Epiphysen entweder ganz frei, nur durch Knorpelmasse an die Diaphyse angeheftet oder leicht knöchern verbunden.

Unterer Extremitäten-Gürtel.

Das Becken besitzt eine Neigung von ungefähr 63⁰ zur Horizontalen. Das Kreuzbein ist stark nach vorne geneigt, so dass die vordere Fläche des zweiten Kreuzbeinwirbels stark nach abwärts gekehrt erscheint. Dementsprechend ragt die hintere Fläche der unteren Kreuzbeinhälfte mitsammt dem Steissbein weit nach hinten hinaus vor. Das Kreuzbein und sein Neigungverhältniss zum Becken ist endlich noch dadurch ausgezeichnet, dass der erste Kreuzbeinwirbel an der Kreuzbeinkrümmung noch nicht theilnimmt, sondern dass diese nur von den vier unteren Wirbeln bestritten wird; der erste Kreuzbeinwirbel artikulirt allerdings mit dem Darmbeine und ist auch in Rücksicht auf die Quer- und den Dornfortsatz zum Kreuzbein zu zählen, seiner Stellung zur Wirbelsäule gemäss wäre er hingegen dem Lendentheile zuzurechnen. Ein Promontorium wäre hier in der oberen Kante des zweiten Kreuzbeinwirbels zu erblicken, welcher vom ersten durch eine 13 (!) *mm* hohe Knorpelbandscheibe getrennt ist.

Die Darmbeinschaufeln sind der angegebenen Beckenkrümmung entsprechend stark geneigt und ziemlich gekrümmt; ihre Oberfläche ist glatt und zeigt wieder einige recht grosse Gefässlücken; die Nähte, durch welche das Darmbein an das Sitz- und Schambein geheftet ist (bekanntlich zur Zeit erreichter Mannbarkeit geschwunden), sind durchaus in allen drei die Pfanne durchsetzenden Schenkeln offen und durch eine in der Linea innominata mehrere Millimeter breite Knorpelfuge ausgefüllt. Die Naht, welche den Sitzbeinast und den absteigenden Schambeinast verbindet und die nach dem 6. Lebensjahre zu schwinden pflegt, ist ebenfalls fast vollständig offen. Sitz- und Schambein entsprechen in Bezug auf Dicke und Oberflächenplastik den übrigen Knochen. Sämmtliche drei letztgenannte Beckenknochen sind endlich noch gleichmässig dadurch ausgezeichnet, dass die leistenförmigen Epiphysen an denselben (Cristae oss. ilei, arcus pubis, tubera ischii, den Kreuzbeinwirbelkörpern, am Acetabulum, den Kreuzbeinflügeln u. s. w.) selbst nur in Gestalt reichlicher, kammartig sich erhebender Knorpelmasse vorhanden sind; der knorpelige Rand des Acetabulums ist auch mehr erhaben als sonst. Die Masse des Beckens sind folgende:

Kreuzbein: Breite der Kreuzbeinbasis . . . . 68 mm
Breite des 1. Wirbelkörpers . . . . 39 »
Breite der Flügel des 1. Wirbelkörpers 18 »
Länge vom Promontorium bis zur Spitze 83 »

Entfernung der Spinae posteriores zum vorderen oberen Winkel der
Facies auricularis . . . . 43 mm
Entfernung vom vordern obern Winkel der Facies auricularis zum Tub.
ileo-pectineum . . . . 31 »
Entfernung vom Tub. ileo-pectineum bis zur Mitte des oberen
Symphysenrandes . . . . 41 »
Höhe der Seitenwände des kleinen Beckens . . . . 64 »
Höhe der Symphyse . . . . 21 »
Winkel zwischen der oberen Kreuzbeinhälfte und dem 1. Kreuzbeinwirbel 211°

Winkel zwischen der oberen Kreuzbeinhälfte und der Conjugata vera 98° (entsprechend der erwähnten starken Neigung des Kreuzbeines um eine frontale Axe nach vorne).

Winkel zwischen Conjugata vera und vorderer Beckenwand 111°.

Winkel zwischen Conjugata vera und letztem Lendenwirbel 113° (98 + 113 = 211).

Distanz der Spinae . . . . 144 mm
Distanz der Cristae . . . . 170 »
Distanz der Spinae post. sup. . . . . 51 »
Höhe des oberen Beckenhalbringes . . 51 »
Höhe des unteren Beckenhalbringes . . . . 56 »
Beckeneingang: Conjug. vera . . 49 »
Diam. transversus . . 71 »
Diameter obliquus . . . . 60 »
Distanz der Tubercula ileo-pectinea 65 »
Distantia sacrocotyl. . . . . . 41 »

Beckenhöhle: Diameter rectus . . 56 mm
Diameter transversus . 54 »
Distanz der Spinae isch. 58 »
Beckenausgang: Diam. rectus . 56 »
Diam. transversus . . 49 »
Distantia sacrotuberosa . 33 »
Conjugata diagonalis 63 »
Arcus pubis . . . . 42°

Das Femur stellt einen recht gracilen Schaft dar, der in der Mitte einen Umfang von 50 mm gegen 62 mm bei einem 10jährigen Kinde besitzt. Die Oberfläche, insbesondere die Ansatzpunkte der grösseren Muskel zeigen das mehrerwähnte Verhalten. Der dünne Schenkelhals schliesst mit dem Schafte einen etwas geringeren Winkel ein, als es bei den Kinderskeleten der Fall ist, er steht also mehr quer und trägt einen sehr flachen niedrigen Schenkelkopf, der aus einer sehr brüchigen Knochenmasse mit sehr dünner Schale besteht. Die untere Epiphyse zeigt normale Ausbildung.

Tibia und Fibula stehen dem Femur in ihrer Gestalt adäquat zur Seite. Ihre Epiphysen sind wie die des Femur (die der Trochanteren mitinbegriffen) mit den entsprechenden Diaphysen nicht verwachsen. Kniescheibe von entsprechender Grösse und Form.

Vom Fusse will ich nur erwähnen, dass seine Wurzelknochen recht kräftig entwickelt sind, von denen des 7jährigen Kindes sich gleich den Handwurzelknochen durch ihre ausgearbeitete Oberfläche auszeichnen. Die kleinen Röhrenknochen des Fusses bilden in Bezug auf Länge und Dicke auch den übereinstimmenden Befund, dass die Dickenmasse um ein Geringes denen des Kindesskeletes überlegen sind, sowie dass alle Epiphysen mehr minder lose den Diaphysen anhaften. Für die grossen Knochen der unteren Extremitäten seien noch folgende Masse nachgetragen:

	Zwerg	7jähr. Kind	10jähr. Kind
Femur. Länge	310[1])	325	335 mm
Dicke der ob. Epiphyse (Troch.-cap. fem.)	66	65	69 »
(Kleiner flacher Gelenkskopf)			
Dicke der unteren Epiphyse	65	64	67 »
Tibia. Länge	247	267	278 »
Dicke der oberen Epiphyse . . .	58	57	60 »
Dicke der unteren Epiphyse . . .	42	42	44 »

[1]) Der scheinbare Widerspruch dieser Messung mit der weiter unten folgenden klärt sich auf, wenn man die Gestaltung des Schenkelhalses und Kopfes und die Verschiedenheit der Messung in beiden Fällen in Betracht zieht.

	Zwerg	7jähr. Kind	10jähr. Kind
Fibula. Länge	244	258	268 mm
Dicke der oberen Epiphyse	16	18	17 »
Dicke der unteren Epiphyse	27	20	22 »
Fusslänge	170		204 »

Ueberblicken wir nun diese Ergebnisse der Untersuchung des Zwergskeletes, so fällt uns vor allem Anderen ausser der Kleinheit der Knochen überhaupt das Verhalten der Epi- und Diaphysen auf.

Wir wissen, dass sowohl die Anlage der Knochenkerne für die einzelnen Knochen als deren weiteres Wachsthum und endlich der dauernde Stillstand nach erreichter maximaler Wachsthumsgrösse, der Verschmelzungsprocess der Epi- mit den Diaphysen in der Norm in höchst gleichartiger und typischer Weise verläuft, ja, mit einer solchen fast gesetzmässig wiederkehrenden Regelmässigkeit, dass wir innerhalb eben der Lebensjahre des Wachsthums des Knochensystems bis zur Erreichung der Wachsthumsakme in eben diesen Veränderungen die besten und sichersten und dauerhaftesten Merkmale für die Bestimmung des Alters des Individuums besitzen, welcher Umstand u. A. die grosse Bedeutung der Osteologie für die gerichtliche Medicin bedingt. Wir wissen wohl, dass es allgemeine und locale Störungen in der Anlage und im Ausbaue des Knochensystems gibt, die durch mehr minder auffallende Symptome ihre krankhafte Natur verrathen. Unser Skelet entbehrt solcher krankhafter Charaktere — ich wenigstens wüsste nicht, mit welcher der uns bekannten Knochenerkrankungen wir es zu thun hätten — und doch birgt dasselbe Zeichen eines ganz abnormen Wachsthumsverlaufes, der allen Vorstellungen, die uns über das Wachsthum der Knochen geläufig sind, widerspricht.

Bevor wir auch nur die Frage aufwerfen, welcher Art wohl dieser Process, der in diesem Individuum abgelaufen, gewesen sein mag, liegt es wohl am nächsten, nachzuschlagen, ob und in welcher Weise Aehnliches schon beobachtet worden ist.

Es ist mir gelungen, eine Anzahl hierhergehöriger Fälle, wie ich meine, zusammenzustellen, Fälle, die theils Beschreibungen ganzer Individuen enthalten, theils nur einzelner Skelettheile, Becken mit anliegenden Knochen. Ich konnte weiters mehrere Beobachtungen, scheinbar ganz anderer Art, über Zwerge finden, die uns aber trotzdem zwingen, auch an diesen das Vorhandensein ebensolcher allgemeiner, über das ganze Skelet verbreiteter Störungen anzunehmen. Ich muss aber gleichzeitig hinzusetzen, dass meine Zusammenstellung nicht den Anspruch auf Vollständigkeit machen kann noch will; das »Warum« zeigen die Quellen selbst.

Schaaffhausen[1]) berichtete in der Sitzung vom 10. Januar 1868 über die Section eines in Coblenz verstorbenen Zwerges.

---

[1]) Berichte d. niederrheinischen Gesellsch. für Natur- und Heilkunde in Bonn. 25. Bd., 1868, pag 24.

Derselbe hatte das für einen Zwerg selten hohe Alter von 61 Jahren erreicht. Er hatte im Alter sämmtliche Vorderzähne verloren, besass aber nicht ein einziges graues Haar, war auch nicht kahl. Erst im zweiundzwanzigsten Lebensjahre war bei ihm der Zahnwechsel aufgetreten, er hatte mit dem des ersten Schneidezahnes begonnen. Sein Körper wog 45 Pfunde bei einer Länge von 94 cm. Der Kopf und die meisten Verhältnisse des Körpers hatten die kindlichen Grössen beibehalten. Der Zwerg trug keine Zeichen erreichter Mannbarkeit an sich. Die Hoden waren in der Bauchhöhle zurückgeblieben — doppelseitiger Kryptorchismus. Spermatozoën konnten in dem Inhalte der Geschlechtsorgane nicht nachgewiesen werden. Der Schamberg war vollständig haarlos. Das Gesicht hatte, wiewohl gealtert und faltenreich, doch die Züge eines Kindes; an demselben fielen die breite vorgewölbte Stirn, eine flache, unentwickelte Nase, breite Unterlippe, schwaches Kinn auf, Eigenschaften, welche eben diesen Gesichtsausdruck bilden halfen. Der Kopfumfang betrug 520 mm, entsprechend dem eines fünfjährigen Knaben; die Kopflänge mass 170 mm, die Breite 150 mm, ein Mass, wie man es auch bei Erwachsenen findet. Das Gehirn wog 1183 gr, besass zahlreiche und tiefe Windungen; sein Gewicht betrug $^1/_{19}$ des Körpergewichtes; bei Neugebornen pflegt es $^1/_5$, bei Erwachsenen $^1/_{40}-^1/_{41}$ des Gesammtkörpergewichtes auszumachen. Der Schädel selbst war etwas schief, besass vorspringende Scheitelhöcker. Die Nähte, die Fissura sphenooccipitalis mitinbegriffen, waren alle offen, besassen wenig Zacken, und die so wenig entwickelt, wie man es an Schädeln aus den ersten Lebensjahren zu sehen pflegt. Die weitere Obduction ergab: die inneren Organe besitzen die Grösse solcher eines ungefähr 6jährigen Kindes. Hypertrophia cordis cum Stenosi aortae et arteriae pulmonalis. Endarteritis deformans chronica. Haemorrhagia intermeningealis.

Schaaffhausen hatte nach vielen Jahren Gelegenheit, die exhumirten Knochen dieses selben Zwerges neuerdings zu untersuchen, und berichtete über diese Untersuchung später[1]) in der Sitzung derselben Gesellschaft am 9. Januar 1882.

S. betont hiebei, dass schon die erste Untersuchung ergeben habe, dass diese Zwergbildung als ein Stehenbleiben der Entwicklung auf der Stufe kindlichen Alters anzusehen sei. Die neuerliche Inspection hatte hiefür weitere Anhaltspunkte ergeben. S. controlirte die damals gemachten Angaben und fügt nun hinzu: Der Femur misst 120 mm, die Tibia 160 mm, dies entspreche dem Skelete eines 4$^1/_2$jährigen Kindes. Als Schädelmasse werden

---

[1]) Berichte der niederrhein. Gesellschaft für Natur- und Heilkunde in Bonn. 39. Band, pag. 10 der Sitzungsberichte.

gegenwärtig gefunden: Länge 164, Breite 147, Höhe 121 mm[1]); die beiden letzten Zahlen kommen bei Erwachsenen auch vor, die erstere an Schädeln von 6 bis 7 Jahre alten Kindern. Die Schädelcapacität beträgt 1390 cm^3. Diese Zahl findet man sonst bei niederen Racen oder bei Kindern zwischen 4 und 5 Jahren. Ueber die Epiphysen wird noch bemerkt, dass fast alle noch nicht mit den Diaphysen verwachsen waren; viele liessen sich leicht von denselben ablösen. Nur zwei Theile des Skeletes zeigen normale Grösse: die Zähne und die Gehörknöchelchen; der Hammer misst 8, der Amboss 7, der Steigbügel 4 mm. Ueber die Ursache der Zwergbildung bemerkt Schaaffhausen, dass sie wohl im mütterlichen Körper zu suchen sein dürfte. In der Familie L., welcher der Zwerg entstammte, waren neun Geschwister: acht Brüder und eine Schwester. Von den acht Brüdern waren vier Zwerge; von den übrigen vier sind zwei zwar schon im sechsten Lebensjahre gestorben, aber man sah, dass auch sie klein bleiben würden; die zwei anderen waren Männer von etwa 5 Schuh Höhe. Die Schwester war ebenfalls gross. Die Eltern waren gross und ohne eine auffallende Abnormität.

His[2]) veröffentlichte im Jahre 1861 einen Aufsatz betitelt »Zur Casuistik des Cretinismus«.

Er hatte im Jahre 1859 die Leiche eines cretinenhaften männlichen Individuums secirt, das im Alter von 58 Jahren verstorben war. Weitere Nachrichten über das Vorleben des Individuums konnten nicht erhalten werden. An der Leiche fiel neben der Kleinheit des Körpers und der Gliedmassen die Grösse des Kopfes besonders auf. Aus dem Sectionsbefunde wäre zu erwähnen: Fettreiches Unterhautzellgewebe; Makrocheilie, Makroglossie, Struma sind nicht vorhanden. Die Haut ist sehr zart, glatt, kaum behaart. An Kinn und Oberlippe wenige vereinzelte Barthaare (ähnlich wie bei einer älteren Frau). Brust und Achselgruben sind ganz unbehaart, am Mons Veneris nur vereinzelte längere Haare; am Scheitel sehr reichliche dünne, weiche Haare. Die äusseren Genitalien sind ordentlich entwickelt.

Von den Körpermassen seien hier die folgenden hervorgehoben:
Körperlänge vom Scheitel bis zur Sohle 1200 mm.
Länge des Rumpfes vom Manubrium sterni bis zur Symph. pub. 450 mm.
Länge des Armes sammt der Hand 600 mm.

---

[1]) Die Differenz der nunmehrigen und der früheren am frischen Cadaver bestimmten Masse ist nicht in der von Welcker beobachteten Ursache, der Vertrocknung der Knochen, zu suchen, durch die insbesondere die gebogenen Knochen merkbare Grössendifferenzen aufweisen können. Welcker (Untersuchungen über Wachsthum und Bau des menschlichen Schädels. Leipzig 1862. pag. 10 und 27) fand Differenzen bis zu einem Millimeter, insbesondere in der Schädelhöhe und der Unterkieferbreite zu Ungunsten des trockenen Objectes. Er fügt aber noch bei, dass die Schädel durch mehrmaliges Trocknen und Feuchtwerden ganz misstaltet werden können.

[2]) Virchow's Archiv, 22. Band, 1861, pag. 104.

Länge des Beines vom Trochanter bis zur Sohle 680 mm.
Umfang des Kopfes über den Augenhöhlen gemessen 500 mm.
Höhe des Gesichtes vom Kinn bis zur Behaarung am Scheitel 200 mm.
Kinn bis Nasenwurzel 113 mm.
Die Musculatur sehr welk und zerreisslich; am Bauch sind durch mehrere Schlitze der Wand Lappen des fettreichen Omentums vorgefallen. Lungenödem. Kleines zusammengezogenes Herz. Die Aorta abdominalis und die A. iliaca zeigen reichliche verkalkte Stellen. In den übrigen Organen nichts Bemerkenswerthes. Thymus nicht nachweisbar. Das Gehirngewicht ist 1420 g: Hirn sehr weich, Windungen schmal, abgeflacht.

Das Knochengerüste zeigt einen merkwürdig juvenilen Charakter. Die meisten Knochen sind dabei ungewöhnlich arm an eigentlichem Knochengewebe, so bestehen besonders die oberen Wirbelkörper gar nicht aus einer compacten Knochenmasse, sondern theilweise nur aus einem Conglomerat von Knochenkörnern, die beim Maceriren grösstentheils auseinanderfallen. Ebenso zeigen sich auch die Schenkelköpfe aus einer sehr morschen, dem Maceriren nicht standhaltenden Masse gebildet. Aehnlich verhalten sich die Rippenköpfchen, während die Rinde der Rippenkörper papierdünn und mit dem Finger eindrückbar ist. Die Rippen sind dünn und schwach. Am Kreuz- und Steissbein sind sämmtliche Wirbel auf das vollständigste von einander getrennt, mit Ausnahme der zwei oberen Kreuzbeinwirbel, die mittelst ihrer Querfortsätze untereinander fester zusammenhängen. Das Brustbein besteht aus vier durch Synchondrose verbundenen Stücken. Der Proc. xiphoid. ist nur durch eine geringe Knorpelmasse repräsentirt. Die Scapula ist in ihrer Mitte papierdünn. Der untere und der obere Winkel sind noch knorpelig und enthalten theilweise körnige Knochenkerne. Analog verhält sich die Fossa glenoidalis. Der Proc. coracoid. ist durch eine Naht von der übrigen Scapula getrennt. Der Humerus ist gerade, wohlgebildet und zeigt starke Muskelrauhigkeiten. Die Verschmelzung von Epi- und Diaphyse ist nicht vollendet. Auch an dem wohlgebildeten Vorderarmknochen sind die Epiphysen nicht verwachsen. Die Knochen der Hand sind im Vergleiche zu manchen anderen Skelettheilen fest gebaut. Am Becken ist die Trennung der 3 Knochen des Os innominatum noch vollkommen erhalten. Die Crista oss. ilei ist knorpelig und enthält einen höckerigen Streif von Knochensubstanz; das Gleiche findet sich am Tuber ischii und am Ramus ascend. dieses Knochens. Das Femur ist wohlgebaut und gerade. Die Schenkelköpfe sind beiderseits durch einen besonderen Kern gebildet, Gleiches gilt von den übrigen Epiphysen der ganz schön gebauten Knochen der unteren Extremitäten. Am Schädel fällt die bedeutende Entwicklung des Hirnschädels gegenüber dem Gesichtsschädel auf; ersterer übertrifft die Mittelform des Landes, letzterer zeigt Dimensionen einer früheren Altersstufe. Stirn-, Scheitel- und Hinterhauptbein sind sehr stark, sehr dick (vorne und hinten über 1 cm dick) compact, schwer. Nähte erhalten. Die Knochen der Schädelbasis locker miteinander und dem Schädeldache verbunden. Die Schädelbasis bleibt um ziemliches hinter dem Mittelmasse zurück; die median in der Schädelbasis liegenden Knochen sind zu kurz geblieben. Synchondrosis spheno-occipitalis vollkommen unverknöchert.

Die Kiefer entbehren der Zähne mit Ausnahme des rechten oberen Eckzahnes und dreier verkrüppelter Milchzähne, unter welchen sich im Kiefer drei bleibende Schneidezähne, die nie zum Durchbruche gekommen waren, befinden. Die Kieferäste sind zahnlos (links sieht man einen nicht zum Durchbruche gelangten Weisheitszahn) und unterscheiden sich im Wesentlichen nicht von den entsprechenden Theilen eines senilen Kiefers.

His schliesst an die Schilderung des Skeletes die Bemerkung, dass nur die untergeordneten bindegewebigen Bestandtheile eine ausgiebigere Entwicklung erfahren haben. Die Schädelbildung beweist, dass auch ohne vorzeitige Synostosen eine Verkürzung der Schädelbasis blos in Folge retardirten Wachsthums erfolgen kann.

Schauta[1]) fand im Prager pathologisch-anatomischen Museum das ganze Skelet eines Zwerges. Er gibt über dieses Skelet kurz Folgendes an:

Das Skelet rührt her von einer 37jährigen Kuhhirtin, Katharina Merglas, welche am 7. September 1846 an Dysenterie gestorben war. Das Skelet hat eine Höhe von 107 *cm* und bietet die Verhältnisse des kindlichen Skeletes ohne Spur einer Missstaltung. Die zarten, dünnen, aber regelmässig geformten Knochen zeigen alle ihre Epiphysen noch knorpelig, ebenso sind die Köpfe und Trochanteren der Oberschenkel, die Köpfe der Oberarmbeine knorpelig. Auch die Knochen der Mittelhand, des Mittelfusses, der Finger und Zehen zeigen knorpelige Epiphysen. Darm-, Sitz- und Schambein sind noch durch Zwischenknorpel von einander geschieden. Die einzelnen Knochen des Kreuzbeines sind in ihren Körpern untereinander, sowie mit ihren Flügeln knorpelig verbunden. Die Rippen und alle Theile der Wirbel sind knöchern, mit Ausnahme der knorpeligen Spitzen der Quer- und Dornfortsätze. Ebenso sind die Schädelknochen normal entwickelt, in normaler Verbindung. Vom ganzen Skelet wird nur das Becken genau beschrieben und gemessen.[2]) Das Becken besitzt eine Neigung von 40⁰ zum Horizonte; das Kreuzbein steht weit nach hinten zwischen den Hüftbeinen, so dass die hintere Kreuzbeinfläche in einer Ebene mit den Spin. posteriores superiores sich befindet. Der Schambogen zeigt die normale Bildung wie bei weiblichen Individuen, die Darmbein-

---

[1]) Die Beckenanomalien. Separatabdruck aus Müller's Handbuch der Geburtshilfe, 1888, pag. 71.
[2]) Die von Schauta angeführten Beckenmasse finden sich weiter unten in einer Vergleichstabelle.

schaufeln liegen flach und sind stark gekrümmt. Das Verhältniss der Breite der Kreuzbeinflügel zu der des ersten Wirbelkörpers beträgt 0·51, während Litzmann es zu 0·60 bei allgemein verengten Becken fand. Die Querspannung ist die des normalen Beckens. Ueber die Beschaffenheit der Spheno-occipital-Fuge ist nichts angegeben.

Schauta schliesst seine Beschreibung mit der Bemerkung, dass man es hier mit einem Becken zu thun hat, welches, ebenso wie die bisher bekannt gewordenen, allgemein gleichmässig verengten Becken ein Stehenbleiben auf kindlicher Entwicklungsstufe aufweist, jedoch in viel höherem Masse, als dies bei den bisher bekannten allgemein verengten Becken der Fall war. Seiner Frage, ob dies nur ein zufälliger Befund an diesem Becken oder ob es eine charakteristische Eigenschaft des Zwergbeckens darstellt, komme ich durch die Veröffentlichung des oben geschilderten Skeletes entgegen.

Eine Beobachtung, die, wenn nicht einen ganz identen, so doch sehr ähnlichen Befund behandelt, ist die folgende. Ihrer erwähnte Ziegler in den früheren Auflagen seines »Lehrbuches der pathologischen Anatomie«. Aus dem Wortlaute jener Stelle geht seine Ueberzeugung dahin hervor, dass es sich in dem nun zu citirenden Falle um ein Offenbleiben der Epiphysen bei Stehenbleiben des Körperwachsthums und so um eine neue Ursache für Zwergwuchs handle.

Grundler[1]) macht uns nämlich mit folgendem, besonders wegen seiner Aetiologie sehr interessanten und bemerkenswerthen Fall bekannt.

Felix Jordan, 10 Jahre alt, litt seit seinem 8. Lebensjahre an einer Halsverdickung. Die Mutter des Knaben hat seit ihrem 16. Lebensjahre Struma; doch fehlen in der Familie sonst sowohl Struma als Cretinismus und Geisteskrankheiten. Die Struma nahm weiters zu und verursachte bald Athem- und Schlingbeschwerden, so dass der Knabe am 18. September 1866 in Stuttgart operirt wurde, wobei an demselben eine totale Schilddrüsen-Exstirpation vorgenommen wurde. Schon ein halbes Jahr nach der Operation bemerkte der Vater des Patienten eine Abnahme der geistigen Regsamkeit des Knaben, indem der früher muntere, fröhliche Knabe nun auffallend still und in sich gekehrt geworden war. Nebenbei fiel auch allmälig auf, dass Patient an Rumpf und Extremitäten nicht mehr wachse, während das Wachsthum des Kopfes seinen normalen Verlauf nahm. Die Körperkraft wurde geringer, ausserdem bildete sich eine Abnahme der Hör- und Sehschärfe aus. In seinem 28. Lebensjahre (also 18 Jahre nach der Operation) kam Patient wegen einer Pneumonie wieder in Spitalsbehandlung. Hiebei fand

---

[1]) »Zur Cachexia strumipriva« in den »Mittheilungen aus der chirurgischen Klinik zu Tübingen«. Tübingen 1884. I. Band. pag. 421 u. 434.

Paltauf, Zwergwuchs. 3

man an ihm: trockene bleiche Haut, spärliches Kopfhaar, vollkommenes Fehlen des Bartes; die Schamhaare waren nur in einzelnen Exemplaren vertreten; Vergrösserung der Zunge; die geistigen Functionen entsprechen denen eines 6- bis 7jährigen Kindes. Da der Patient nach kurzer Zeit verstarb, konnte die Section desselben (durch Dr. Nauwerk) vorgenommen werden. Es enthält der darüber veröffentlichte Bericht speciell über das Verhalten des Skeletes nur wenige, immerhin aber hinlänglich charakteristische Angaben, die durch das erwähnte Zeugniss Professor Ziegler's, in dessen Institut die Obduction war vorgenommen worden, noch speciell erhärtet werden und meine Auffassung des Falles rechtfertigen.

Ueber die Grössenverhältnisse J.'s ist zunächst mitzutheilen, dass J. eine Höhe von 127 cm hatte, der Kopfumfang betrug 54 cm, der quere 16, der schräge 23.

Die Masse der Extremitäten waren:
Länge der unteren Extremität 620 mm
Länge der oberen Extremität 530 mm

Die Obduction ergab: Cyanose. Kräftige, normal entwickelte äussere Genitalien. Wenig Haare am Mons Veneris. Fettreiches Unterhautzellgewebe. Leichte atheromatöse Veränderungen der Aorta. Lungenödem. Grosse Zunge. Gehirn leicht atrophisch, da die Furchen sich deutlich ausprägen. Hirn 1435 g schwer, ohne erkennbare Veränderungen. Kräftige blutreiche Hoden, normale innere Genitalien. Der der Leiche entnommene Humerusknochen von normaler Configuration. Die Epiphysengrenzen grösstentheils noch erkennbar. Sehr deutlich besteht dieselbe auch am proximalen Ende des Femur. Die Epiphyse des Trochanter major ist noch knorpelig. Eine Reihe von Geweben wurde mikroskopisch untersucht, die Knochen nicht.

Dies sind nun jene mehr minder vollständig beschriebenen Fälle von Zwergwuchs, dessen nächste Ursache und anatomische Charakteristik besonders im Offenbleiben der epiphysären Fugen besteht, die ich habe auffinden können. Ausserdem finden sich da und dort noch kurze Bemerkungen, die ich auch als diesem Gegenstande zugehörig betrachten zu dürfen glaube und deshalb hier anfügen will.

In Otto's Lehrbuch der pathologischen Anatomie der Menschen und der Thiere[1]) begegnen wir der weiter unten noch näher anzuziehenden Bemerkung, dass auch nach der Geburt durch Schwäche, Krankheiten und Druck, besonders bei Kopfwassersucht, die Vollendung der Knochen bisweilen sehr gestört sei, so dass man zum Beispiel in den Jahren der Mannbarkeit das Skelet noch kindlich und die Endstücke der Knochen mit den Hauptstücken noch nicht verwachsen, die Sesambeinchen noch knorpelig findet u. s. w. In der

---

[1]) 1830, I. Band, pag. 124.

zugehörigen Fussnote fügt Otto noch bei, dass er einen derartigen Fall von einem 25jährigen Mann kenne, sowie dass er Getrenntsein aller Epiphysen bei Männern im Alter von 22, 23 und sogar 27 Jahren angetroffen habe.

Anschliessend an die Beschreibung gleichmässig verengter Becken, welche durch offene Knorpelfugen im vorgeschrittenen Alter ausgezeichnet sind, erwähnt Naegele[1]) eines analogen Befundes »am Skelete« eines über fünzig Jahre alten und eines siebzigjährigen Zwerges. Auch citirt er Professor Sebastian in Groningen, der das Skelet eines siebzigjährigen Zwerges sah, an welchem Sitz-, Hüft- und Schossbein nicht miteinander verwachsen waren.

Weiters entnehme ich Naegele noch folgende Mittheilung:

Im College of Surgeons zu Edinburgh befindet sich das Skelet eines Zwerges, von dem es heisst: »he died upwards of fifty. The skeleton is remarkable as presenting no particular deformity but rather an arrestment in the growth and developement. The bones of the innominated remain disunited as do the epiphyses. Several of the second set of teeth have never protruded in both jaws for a want of room. These might have subsequently cut the gum on the loss of others.... Mr. Naymith prepared the jawns and observed that the lower one in its depth and angle retains the character of the child.« Dr. Kobelt, der diese Notiz vom Skelete abgeschrieben, bemerkt noch hiezu, dass der erste Wirbelkörper am Kreuzbein noch getrennt sei, wahrscheinlich auch noch die anderen, was wegen schlechter Präparation nicht zu sehen sei.

Eine ganz gleichlautende Bemerkung wie bei Otto findet sich auch in Rokitansky's Lehrbuch der pathologischen Anatomie[2]). Da dieser Frage weitere Aufmerksamkeit nicht geschenkt ist, der Autor sich auch nicht auf eigene Beobachtungen bezieht, möchte ich fast annehmen, dass Rokitansky selbst eine derartige Beobachtung bis damals nicht gemacht hat[3]), sondern sich vielleicht eben auf Otto gestützt hat.

Eine andere, casuistisch nicht belegte solche Bemerkung macht auch Virchow an mehreren Stellen seiner osteologischen Arbeiten.

So lesen wir gelegentlich der Besprechung des Wachsthums[4]) der Schädelknochen: »Es dürfte kaum etwas Anderes übrig bleiben, als anzunehmen dass das Wachsthum der einzelnen Schädelknochen ein typisch verschiedenes ist, dass auch da, wo keine Synostose eintritt, das Wachsthum ein frühzeitiges Ende finden kann. Dies ist ja der Fall bei unseren Zwergen, bei denen an den Gelenken gewöhnlich sehr grosse Knorpelmassen unverbraucht liegen, bei

---

[1]) Das schräg verengte Becken. Mainz 1839. pag. 101 ff.

[2]) II. Band II. Aufl.

[3]) Diese Form des Zwergwuchses ist auch bis auf das ganz neue, oben beschriebene Präparat im hiesigen pathologisch-anatomischen Museum durch ein ganzes Skelet nicht vertreten gewesen.

[4]) Untersuchungen über die Entwicklung des Schädelgrundes. Berlin 1857. pag. 80.

denen also das vorhandene Material nicht etwa zu früh verknöchert, sondern im Gegentheil die Verknöcherung in dasselbe nicht regelmässig fortschreitet.« Eine zweite kurze Bemerkung ist zu finden an einer anderen Stelle [1]): »Die Knochen von Zwergen sind, so viel ich gesehen habe, stets zugleich dünner und kürzer, und die dicken und langen knorpeligen Epiphysen ihrer Röhrenknochen beweisen, dass an den Knorpeln ebensosehr eine Hemmung der Knochenbildung stattgefunden hat, als an der Beinhaut.« Näher scheint sich Virchow mit der Frage übrigens nicht befasst zu haben; eine spätere Bemerkung über Zwerge (94. Bd. des Arch.) hat vielleicht Bezug auf diese Art von Zwergwuchs (s. u.) (der cretinistische Ausdruck in der Gesichtsbildung hier und dort spräche hiefür).

Eine andere auch kleine Serie von Präparaten, die wir zumindest in ihrem localen Befunde den oben angeführten Fällen allgemeiner Wachsthumsstörung des knöchernen Skeletes anfügen müssen, liefert uns die Literatur des allgemein und gleichmässig verengten Beckens. Ich möchte aber gleich hier einfügen, dass es als sehr wahrscheinlich anzunehmen ist, dass diese Beckenanomalien nur als Theilerscheinung einer gleichen allgemeinen Wachsthumsstörung aufzufassen seien. In keinem der Fälle allerdings, deren Beschreibung ich im Originale nachzusehen Gelegenheit hatte, finden sich Bemerkungen über das Verhalten des übrigen Skeletes, weder solche, die für, noch solche, die gegen meine Vermuthung sprechen würden. Ich glaube aber, dass Gründe genug dafür existiren, die uns bestimmen müssen, doch in der Anomalie des Beckens nur einen Theil einer über das ganze Skelet verbreiteten Abnormität zu erblicken.

Zunächst mögen einige dieser abnormen Becken kurz skizzirt werden:

Leisinger[2]) beschreibt folgenden Fall:

Katharina Eckhardt, 25 Jahre alt, war ein von Jugend auf körperlich zurückgebliebenes Wesen. Sie lernte erst gegen das 12. Lebensjahr zu nothdürftig gehen, behielt auch einen eigenthümlich wankenden Gang. Zur Schule konnte sie nie angehalten werden, war ausserordentlich jähzornig und verschlagen. In späteren Jahren bestand ihre ausschliessliche Thätigkeit in Holztragen und Stricken. Todesursache sei Lungenphthise gewesen. Das Becken ist klein; Festigkeit, Textur und Farbe der Knochen sind normal. Es lässt sich keine Spur einer Veränderung etwa als Folge einer früher bestandenen Knochenkrankheit nachweisen. Darm-, Sitz- und Schambein sind durch Knorpelmasse miteinander vereinigt; der aufsteigende Sitz- und der absteigende Schambeinast sind miteinander knöchern verbunden.

---

[1]) Knochenwachsthum und Schädelformen mit besonderer Rücksicht auf Cretinismus. Virchow's Archiv 13 Band, pag. 323.

[2]) Anatomische Beschreibung eines kindlichen Beckens von einem fünfundzwanzig Jahre alten Mädchen. Inaug.-Diss. Tübingen 1847.

Die Kreuzbeinwirbel sind nicht miteinander verwachsen, sondern zwischen je zwei Körpern findet sich eine Knorpelmasse mit je zwei Knochenplättchen, welche den einander zugekehrten Flächen des Kreuzbeinwirbelkörpers angehören. Dasselbe ist an den Lendenwirbeln der Fall. Die Hüftbeinkämme und die Sitzhöcker waren ganz knorpelig und gingen daher bei der Maceration verloren. Auch die Oberschenkelköpfe, sowie die Knochenkerne in dem grossen und kleinen Trochanter haben sich noch nicht mit dem Halse und dem Körper der Oberschenkelknochen vereinigt. Die Darmbeinschaufeln stehen steil und sind stark gekrümmt. Leisinger beschreibt des Weiteren das Becken ins Detail. Ich will daraus nur hervorheben, dass das Becken einen kindlichen Habitus hat, dass der Querdurchmesser verhältnissmässig gegen den geraden verkürzt ist. Das Becken gleicht am meisten dem eines 8—9jährigen Mädchens. Die wichtigsten Beckenmasse werden weiter unten tabellarisch im Vergleiche zu anderen zusammengestellt werden.

Von Interesse ist noch die angefügte kurze Beschreibung der inneren Geschlechtstheile des Mädchens. Der Uterus übertraf in allen seinen Dimensionen nur wenig (um 1—2 Linien) die des Uterus eines Neugeborenen. Die Eierstöcke schienen in Bezug auf das erreichte Volumen besser entwickelt, hingegen ergab die genauere Untersuchung des Parenchyms, dass dieselben nur fibrös gewesen und statt der Follikel nur einzelne dichtere rundliche Knötchen enthielten.

L. fügt an seine Beobachtung einige Citate aus der älteren Literatur, die ob ihrer Kürze hier nicht verwerthet werden können. An der beigegebenen, sehr klar gezeichneten Abbildung des Beckens und der obersten Viertel der Oberschenkelknochen kann man die im Texte angeführten Einzelheiten genau wiedererkennen; ausserdem geht aus derselben hervor, was in der Beschreibung aber nicht berüksichtigt ist, dass auch an diesem Becken die Gefässlücken, insbesonders die zwei je zur Seite des Randes der Superficies auricularis an der Darmbeintellerinnenfläche gelegenen For. nutritiva auffallend weit gewesen sind. Analoges kann man auch der Abbildung der Schenkelköpfe und Hälse entnehmen.

Eine weitere Beobachtung liegt von König[1]) vor. Dieses Becken rührt her von einem 18jährigen Mädchen. Ich darf diesen Befund dem vorerwähnten gleichstellen, da bei ordnungsmässig verlaufendem Ossificationsprocesse das Becken in diesem Lebensalter bereits eine vollkommene Verschmelzung der drei Theile des Os innominatum zeigt. König gibt im Wesentlichen Folgendes an:

Elisabeth Gade verstarb im 18. Lebensjahre an einem Cysticercus cerebri. Ihr Körper war von übermittlerer weiblicher Grösse. Auffallend war der stark

---

[1]) Beschreibung eines kindlichen Beckens und kindlicher Geschlechtstheile von einem 18 Jahre alten Mädchen. Inaug.-Diss. Marburg 1855.

entwickelte Kopf, eine hohe, breite, stark vortretende Stirn. Seit einigen Jahren — wie lange konnte nicht ermittelt werden — litt sie an Schwindel, häufigen Congestionen zum Kopf, schwankendem Gang und Sehstörungen. Die Knochen des Beckens waren dick, aber sehr spongiös, daher leicht. Am frischen Becken war ein bedeutendes Vorwalten der knorpeligen Substanz bemerkbar. Bedeutende Knorpelmassen fanden sich zwischen den Lendenwirbeln, ebenso eine sehr bedeutende Schicht zwischen dem letzten Lendenwirbel und dem Kreuzbein. Dieselbe reichliche Zwischenknorpelbildung zeigten die Verbindung der beiden horizontalen Schambeinäste, die Verbindungen der Kreuzwirbel, die drei Theile des Os innominatum (links nur theilweise). Auf den Kämmen des Darmbeins, der Sitzknorren und der Unterseite der Schambeinäste fanden sich knorpelige Wülste mit eingelagerten Knochenkernen. Die Darmbeine stehen steil, sind stark gekrümmt, das ganze Becken ist stark geneigt, zeigt aber keinerlei Spuren vorangegangener Krankheiten. Diese Beckenanomalie war vergesellschaftet mit einer Hypoplasie des Genitalapparates. Die Brüste der Elisabeth Gade waren flach, wie die eines Kindes, der Mons Veneris kaum angedeutet, nicht mit Haaren besetzt. Vagina eng, Hymen unversehrt. Der Uterus gleicht ganz dem eines Neugeborenen; vielleicht ist dieser noch grösser als jener. Die Ovarien haben die Grösse solcher von 12—14jährigen Mädchen, sind besonders in die Länge entwickelt, aber in ihrer Textur sind sie ebenfalls noch beträchtlich in der Entwicklung zurück. Die äussere Oberfläche ist durchaus glatt, ohne die von den Follikeln beim geschlechtsreifen Weib gebildeten Erhabenheiten. Das Stroma ist sehr fest und birgt nur in seiner Tiefe wenige gering entwickelte Follikel.

Ein anderes Becken, dessen König auf pag. 17 derselben Abhandlung erwähnt, ist anatomisch wohl nicht hieherzuzählen. An ihm hat die Verknöcherung einen normalen Verlauf genommen; K. betont, dass an dem Becken, das einer 21jährigen Frau entstammt, die leistenförmigen Epiphysen an den Kämmen der Beckenknochen noch nicht festgewachsen gewesen seien; gewiss, denn dies Vorkommniss für sich fällt noch in die physiologische Breite des Ossificationsprocesses. Ein Gleiches gilt von den sonst noch angeführten Becken.

Im Anhange zu seiner berühmten Abhandlung über das schräg verengte Becken spricht Naegele[1]) von den verschiedenen Formen des allgemein gleichmässig verengten Beckens. Von den daselbst aufgeführten Fällen eigener Beobachtung glaube ich die folgenden in den Bereich meiner Betrachtungen ziehen zu dürfen:

Das Becken einer 31jährigen Frau. Diese hatte eine Grösse von 3' 6",

---

[1]) Das schräg verengte Becken. Mainz 1839. pag. 101 ff.

war ganz proportionirt gebaut, eine Zwergin. Ihr Vater war ein mehr als mittelgrosser starker Mann; ihre Mutter ist kleiner Statur gewesen; ihr 29jähriger Bruder ist mittelgross. Die ganze körperliche Erscheinung war mit Ausnahme der Gesichtszüge die eines Kindes von sieben Jahren. An den Gelenksenden der Extremitäten fand sich keine Spur von Auftreibung. Die Brüste waren verhältnissmässig ausgebildet, die Schamgegend mit sparsamen Haaren versehen. Wie ihr Körper, so gleichen auch die Geisteskräfte denen eines Kindes. Sie war stets gesund, fleissig, gutmüthig, war seit ihrem 18. Lebensjahre menstruirt. Mit dreissig Jahren wurde sie von einem grossen Manne schwanger. Man leitete in der 35. Woche die Frühgeburt ein, Beendigung derselben durch Forceps. Das Kind hatte ein Gewicht von 5 Pfund 6 Loth. Die Entbundene starb am 10. Tage nach der Geburt, angeblich in Folge einer Indigestion durch Genuss von Näschereien.

Das Becken erscheint sowohl hinsichtlich seiner räumlichen Verhältnisse als auch der Grösse und Stärke seiner Knochen als ein vollkommen wohlgebildetes weibliches Becken in verjüngtem Massstabe. Alles am Becken ist weiblich. Die Kreuzbeinwirbel, sowie die Körper des Hüft-, des Schoss- und des Sitzbeines sind nicht verwachsen, sondern durch Knorpel miteinander verbunden. Der absteigende Ast des Schossbeines ist zwar mit dem aufsteigenden des Sitzbeines verwachsen, doch so, dass die Verbindungsstelle noch deutlich wahrzunehmen ist. Das Brustbein besteht aus vier Stücken. Das Beckenskelet zeigt nicht den gracilen, zarten, dünnen Bau, wie man ihn an Rachitischen wahrnimmt. Auch sonst ist in keiner Weise Rachitis nachzuweisen. Becken- und Körpergrösse stehen in normalen Grössenverhältnissen. Naegele schliesst die Bemerkung an: »Es ist kaum möglich, einen proportionirteren Bau zu sehen, als das Skelet dieser Person darbietet.« (Beckenmasse unten in der Tabelle.)

Auf Seite 106 findet sich die Beschreibung des Beckens einer ganz proportionirt gebauten, nicht vier Schuh hohen Person:

Das Becken hat einen ganz kindlichen Habitus. So ist der gerade Durchmesser des Ausganges grösser als der quere wie beim Kinde. Die Beckenwände convergiren trichterförmig von oben nach unten. Es besitzt keine Schossbogen, sondern einen Winkel von 30°. Darm-, Sitz- und Schambein sind nicht miteinander verwachsen, wohl aber der aufsteigende Sitz- und der absteigende Schambeinast. Auf den Kämmen der Cristae oss. ilei finden sich Knorpelwülste mit leistenförmigen Knocheneinlagerungen. Die Kreuzbeinwirbel sind nicht miteinander verwachsen. Jeder Kenner hält das Becken für das eines 6—7jährigen Mädchens. Dabei ist am Becken nicht eine Spur von Rachitis. Das Mädchen stammte von gesunden Eltern ab, blieb ohne alle geistige Entwicklung und hatte ausser seiner Gestalt fast keine Eigenschaft eines Menschen; das Wesen lernte nie gehen, sondern sass meist mit gebogenen Knieen auf einer Stelle. Statt einer Sprache hatte es nur unarticulirte Töne. Von einer Lagergenossin gebissen, kränkelte sie und starb bald darauf. Das Mädchen hatte grosse Brüste, aber keine Haare in der Schamgegend; nie war Menstruation gesehen worden. Das Unterhautfett war sehr reichlich, die Musculatur sehr spärlich (Bewegungslosigkeit!) entwickelt; ausser dem Umstande, dass die inneren Genitalien kindlich gewesen, ergab die Section nichts Auffallendes.

In den Belegen (D) zum Abschnitte »Allgemein gleichmässig verengtes Becken« bringt Litzmann[1]) in Nr. 1 die Beschreibung eines Beckens, leider ohne jegliche Notizen über die Grösse der Trägerin und das sonstige Skelet. Ich finde dort:

Becken eines äusserlich völlig entwickelten und muskelstarken Mädchens von 19 Jahren, welches nicht geboren hat; seine Knochen sind derb, namentlich die Darmbeine, übrigens fein und zierlich gearbeitet (nämlich die Oberfläche). Sowohl die einzelnen Kreuzbeinwirbel als deren Bogenhälften unter sich und die drei Stücke des Hüftbeins in der Pfanne sind noch durch Knorpelmasse verbunden. Das ganze Becken zeigt auffallend schöne Verhältnisse und Formen, alle Leisten und Vorsprünge sind sanft abgerundet. Im Beckeneingange sind alle Durchmesser fast gleichmässig um circa 8 ''' unter das mittlere Mass verkürzt. Die Verengung nimmt nach dem Ausgange hin stetig zu und zwar vorzugsweise in querer Richtung. (Die Masse folgen unten gemeinsam mit denen der übrigen Fälle.)

Zagorsky[2]) bietet uns auch einen sehr interessanten Beitrag zur Lehre vom Zwergwuchs in der Beschreibung folgenden Falles:

Sachur Barbara aus St. Gallen, 25 Jahre alt, geistig und körperlich zurückgeblieben, kam in der Basler Klinik behufs Vornahme des Kaiserschnittes zur Aufnahme und verstarb auch daselbst. Das Mädchen war immer gesund gewesen, konnte im Hause alle Arbeiten verrichten.

Die Messung der Lebenden hatte folgende Masse ergeben (in Pariser Zollen):

    Abstand der Spinae ant. sup.   8''
    »   » Cristae   . 8'' 10'''
    Diam. rect. ext. .   . 6'' 7$^{1}/_{2}$'''
    » diagonalis .   3'' 7$^{1}/_{2}$'''
    Conjugata vera . . . . 3''

Die Section ergab u. A.: Körperlänge 139 *cm*, Humerus 20 *cm*; dieselbe Länge besitzt auch der Vorderarm. Bezüglich des Beckens: »Das Becken

---

[1]) Die Formen des Beckens, insbesondere des engen weiblichen Beckens, nach eigenen Beobachtungen und Untersuchungen. Berlin 1861.

[2]) Beiträge zum Kaiserschnitte. Monatsschr. f. Geburtskunde, 31. Band, pag. 44.

ist ein einfach oder gleichmässig kleines zu nennen. Seine Grösse und Gestalt ist die eines 6—7jährigen Kindes. Die Gestalt des Beckeneinganges ist fast kartenherzförmig, der Ausgang ist verhältnissmässig weit. Die Darmbeinschaufeln sind steil gestellt, stark gewölbt; das Kreuzbein ist stark gekrümmt, weshalb auch der gerade Durchmesser in der Beckenhöhle ziemlich gross ist. Die Knochen sind schmächtig, die Darmbeinschaufeln sind durchscheinend. Die Kreuzbeinwirbel, die Körper des Os ilei, Os pubis und Os ischii, auch der absteigende Scham- und der aufsteigende Sitzbeinast sind nicht miteinader verwachsen, sondern nur knorpelig miteinander verbunden. Das Promontorium befindet sich an dem oberen Rande des zweiten Kreuzbeinwirbels. Der linke Proc. obliq. ist ganz vom Kreuzbein getrennt, während der rechte mit ihm verbunden ist; daher sieht man rechts vier, links nur drei Foramina sacralia.

Die Abbildung (die, nebenbei bemerkt, nicht, wie angegeben, in natürlicher, sondern wahrscheinlich in halber natürlicher Grösse angefertigt ist) lässt vermuthen, dass die Epiphysen auch auf den Cristae oss. ilei und auch die der Wirbelkörper als noch nicht angewachsen angedeutet sind.

Schliesslich[1]) bin ich in der Lage, ein Becken anzuführen, das noch nicht beschrieben ist, welches dem hiesigen pathologisch-anatomischen Museum (Nr. 2415) entstammt und mir von Professor Kundrat zur Benützung überlassen worden ist.

Dasselbe rührt her von einem 24jährigen Manne (Helm Gottfried, 24 Jahre alt, Pfründner) der, Zimm.-Nr. 52, an Osteomalacie verstorben war. Dem Sectionsbefunde (30. März 1852, Nr. 31202) ist zu entnehmen: Körper 4' 2'' lang (= 1315 mm), der Rumpf im Verhältnisse zu den Extremitäten zu kurz. Der Kopf gross, der Hals dünn, die Brustwirbelsäule etwas nach rechts und nach hinten gekrümmt. (Osteomalacie!) Der Thorax fast um das Doppelte vertieft, das Sternum in seiner Längenausdehnung zweimal winklig gekrümmt. Dieses wie alle Thorax- und Beckenknochen auffallend weich, leicht einzudrücken, spongiös, ohne Rindenschicht. Die Lendenwirbelsäule ist schwach nach links und vorne gebogen; das Promontorium ist soweit nach abwärts gedrückt,

---

[1]) In den geburtshilflichen Handbüchern figurirt ausser dem oben citirten Falle noch der Levy's unter den nicht verwachsenen, allgemein verengten Becken. Dies beruht auf einem entschiedenen Irrthum. Das Becken entstammt wohl einer zwerghaften, 44 Zoll hohen, 39 Jahre alten Frau, wie aus allen Massen hervorgeht, gehört aber gewiss nicht in diese Kategorie. Denn an dem citirten Orte — Schmidt's Jahrbücher, 111. Band, pag. 315 — heisst es ausdrücklich: »Die Gelenksflächen und Verbindungsknorpel der Knochen überall normal«; dann später: »In dem vorliegenden Falle ist jedoch von dieser Abnormität (die unvollständige oder mangelnde Synostose der drei Theile der Ossa innominata) nichts vorhanden«. Andere Fälle, z. B. Closmadeuc u. A., konnte ich nicht im Original einsehen.

dass die Becken-Conjugata horizontal steht; diese hat durch das Vorragen des Promontoriums nur eine Länge von 1' 8''' (44 mm). Entfernung der Symph. oss. pub. von der Symph. sacro-iliac. 7'' (78 mm). Die Schambogen laufen fast parallel miteinander nach aufwärts. Die Innenränder der Tuberc. pub. stehen 1'' 2''' (31 mm) von einander, ebenso die Sitzknorren. Die Vereinigungsstellen der Sitz- und Schambeine 8''' (17 mm). Darmbein nach vorne geknickt. Oedema pulmonum. Cirrhosis hepatis. Hydrothorax, Ascites.

Das übrige Verhalten der Knochen ist in dem Sectionsbefunde nicht berücksichtigt. Es ist also Folgendes beizufügen: Ausser den geschilderten, dem osteomalacischen Processe angehörigen Veränderungen, durch die das Becken seine typische Verbildung erfahren hat, fällt an demselben auf, dass Darm-, Sitz- und Schambeine durch die dreistrahlige, von reichlicher bis 5 mm breiter Knorpelsubstanz erfüllte Fuge von einander geschieden sind. Auf den Cristae oss. ilei laufen noch jetzt am getrockneten Präparate mächtige Knorpelwülste, in denen Knochenkerne sichtbar sind. Das Gleiche hat auf den Sitzknorren und den Schambögen statt. Die Kreuz- und Steissbeinwirbel sind untereinander nicht verwachsen, schliessen Knorpelfugen zwischen sich. An dem Becken befinden sich noch die unteren vier Lendenwirbel und die oberen Drittel der Oberschenkelknochen. Die ersteren sind kräftig entwickelt.

	Gottfr. Helm
3. Lendenwirbelkörper: Breite	38 mm
Höhe	21 »
5. Lendenwirbelkörper: Breite	41 »
Höhe	22 »
Durchschnittliche Breite der Knorpelfugen zwischen den Lendenwirbeln	9 »

Ihre Oberfläche ist glatt, nicht auffallend porös. Auch an den Querfortsätzen u. s. w. sind reichliche Knorpelmassen aufgelagert. Die Epiphysen der Wirbelkörper sind in Gestalt isolirter Knochenkörnchen und Spangen nachweisbar.

Die Oberschenkelhälse schliessen mit den Röhrenstücken einen Winkel von circa 105° ein. Die Köpfe erscheinen an dem getrockneten Präparate etwas abgeflacht; deutlich gewahrt man hier, dass der Gelenkskopf vom Halse durch eine fast 1 mm tiefe Furche getrennt erscheint, weiters aber auch noch, dass der grosse Trochanter aus drei verschieden grossen Knochenkernen gebildet ist, die von dem Röhrentheile durch eine 1—2 mm breite, (vertrocknete) knorpelige Zone getrennt sind. Das untere Ende des Schaftes dieses Femur misst 5·6 mm im Umfange. Weitere Messungen haben beim Vorhandensein der hochgradigen osteomalacischen Difformität wohl keine charakterisirende Bedeutung für das Zwergwachsthum derselben.

Soweit die mir vorliegenden Befunde, welche an Skeleten oder ganzen Leichen gemacht worden sind, sowie sonstige mir bekannte Nachrichten über diese Art von Zwergthum. Welche Gesichtspunkte ergeben sich aus dem gesammelten Materiale für die Beurtheilung des Zwergwuchses überhaupt?

Bevor ich auf diese Seite der Frage eingehen werde, dürfte es sich aber noch empfehlen, einen zusammenfassenden Rückblick auf die geschilderten Beobachtungen zu werfen, einestheils um so ein charakteristisches Bild dieser Wachsthumsanomalien kurz zusammenzufassen, anderseits um die Zusammengehörigkeit aller dieser Fälle zu erweisen.

Was also zunächst die Körperform im Allgemeinen angeht, so ist ein fast ausnahmsloser Befund der gewesen, dass die Länge des Körpers hinter dem Durchschnittsmasse bedeutend zurücksteht. Die Länge dieser Zwerge schwankte zwischen 90 und circa 134 cm. Hievon macht nur das Mädchen Elisabeth Gade eine Ausnahme, von der König ausdrücklich angibt, dass sie für ihr Alter bei oberflächlicher Betrachtung gut entwickelt schien. Wir werden sehen, dass dieser Fall noch manche andere Besonderheit aufweist. Die Körperform zeigt des Weiteren für die äussere Betrachtung einen ganz kindlichen Habitus, ein Umstand, der fast ausnahmslos und wörtlich gleich wiederkehrt. Dasselbe Verhalten zeigte sich auch meist in Bezug auf die Proportionen der übrigen Körpertheile, insbesondere soweit dies die Verhältnisse des Rumpfes und der Extremitäten angeht; ja man begegnet geradezu Angaben, die reinstes Ebenmass vermuthen lassen. Etwas anders verhält es sich mit dem Kopfe. Hier begegnen wir mehrfachen Schwankungen in der Grösse, wie es schon aus den Zusammenstellungen in den Tabellen ersichtlich ist.

In einem Falle (His) hat man es mit einem exquisit pathologischen Schädel zu thun, wie dies sowohl aus seiner Grösse, als auch aus der Beschaffenheit des Knochens selbst, der Verdickung der Knochensubstanz des häutig präformirten Schädelantheiles hervorgeht; hier überwog der Hirnschädel bedeutend den Gesichtsschädel. In anderen Fällen war das Verhältniss eher das umgekehrte und es kann auch nicht von einer abnormen Grösse des Schädels im Verhältnisse zu der des Körpers die Rede sein; eine leichte, im Verhältniss zur Körpergrösse wenig störende Vergrösserung des Schädels, die mit gewissen Eigenthümlichkeiten des übrigen Skeletes correspondirt, muss indess auch in diesen Fällen zugegeben werden. Besonders will ich auf die ausgiebige Entwicklung des Gesichtsskeletes hinweisen, ein Verhältniss, welches schon das physiologische Wachsthum stets mit sich bringt und die Schädel des kindlichen und des erwachsenen Alters grundsätzlich unterscheidet. Die Zahnentwicklung ist entweder eine verspätete oder sie bleibt überhaupt mangelhaft. Die Zähne, soweit sie zu Tage treten, bleiben an Grösse und Gestalt nicht merklich hinter denen der Erwachsenen zurück. Ein Ausbleiben der Weisheitszähne scheint gewöhnlich zu sein. Die Nähte des Schädels bleiben offen, auch solche, die normaler Weise im Alter des betreffenden Individuums bereits verschlossen sein sollten — Sphenobasilarfuge. Eine weitere Eigenthümlichkeit des Schädels scheint noch die Weite der Fissuren und Nähte der Basis zu sein. His führt den Umstand ausdrücklich an; ich sah ihn an Mikolajek's Schädelbasis in gleicher Weise. Vielleicht gehört auch die Grösse der Gefäss- und Nervenlöcher zu den typischen Befunden. Die Rumpf- und Extremitätenknochen entbehren, wie sich öfters ausdrücklich angegeben findet, aller Symptome einer verbildenden Knochenkrankheit. Insbesondere ist auf Rachitis Rücksicht genommen und deren Fehlen nachdrücklich betont worden. Die Knochen sind zart, wohlgebildet, nicht verkrümmt, die Gelenksenden nicht oder ganz wenig dicker. Dabei ist die Knochensubstanz nicht vermehrt, der Markcanal entsprechend weit. An den Gelenksenden kommt es leicht zu einer Rareficirung des Knochens, so dass derselbe auffallend brüchig wird. Den am meisten in die Augen fallenden und wichtigsten Befund bieten aber die Gelenksenden. In der Mehrzahl der Fälle sind sie durch eine verschieden dicke Knorpelzone mit der Diaphyse verbunden; ist der Schaltknorpel nicht mehr erhalten, so sind beide Theile wenigstens durch eine rinnenartige Vertiefung und nur lockere Verbindung von einander geschieden. Ein Gleiches sieht man auch sonst, wo lineare oder plättchenförmige Epiphysen sich vorfinden. Ganz besonders treten diese Eigenthümlichkeiten am Becken zu Tage, wo die Ossa innominata durch die dreistrahlige Knorpelfuge noch in drei Theilen erhalten erscheinen. Die Fuge an den Schambögen kann dabei noch offen oder auch schon verschlossen sein. Eine theilweise Verschliessung der Fuge am Acetabulum ist von König beschrieben; die Bedeutung dieser Thatsache kommt weiter unten noch zur Sprache. Ausser dem Getrenntbleiben der Epiphysen, Offensein von Fugen u. s. w. sind die Knochen solcher Zwerge durch eine förmliche Hypertrophie der Knorpel an solchen Stellen ausgezeichnet, ein Befund, der überall dort, wo die Knorpel vorhanden gewesen (durch Maceration nicht zerstört worden waren), sich findet. Endlich weist die Knochenoberfläche ein charakteristisches Moment darin auf, dass dieselbe durch die Zahl und die Mächtigkeit der Muskellinien und Höcker in auffallender Weise plastisch wird; sie wird in Folge ihres Contrastes zu der kindlichen Grösse der Knochen, im Gegensatze zum kindlichen Skelete, an dem sie in unvergleichlich geringerem Masse ausgebildet sind, alsbald auffällig und prägt diesen trotz ihrer Kleinheit den Stempel des Erwachsenseins auf. Die Weite der Gefässlücken kehrt auch am Skelete wieder.

Ich habe oben den Skeleten eine Reihe von Becken angefügt, deren Beschreibung wenig oder keinen Aufschluss über das Verhalten der übrigen Knochen des Körpers gibt, so dass aus den Angaben, so wie sie uns vorliegen, nicht zu ersehen ist, ob diese Wachsthumsstörung eine über das ganze Skelet verbreitete gewesen sei oder ob sie nur am Becken zum Ausdrucke gekommen. Ich muss also versuchen, diese Gleichstellung näher zu begründen. Fürs erste wäre da zu constatiren, dass sich in keiner der uns zugänglichen Beschreibungen (der Mehrzahl der bekannten Zwergbecken dieser Kategorie) eine Angabe findet, dass das übrige Skelet normal gewesen wäre. Als weiteren Beleg für die Richtigkeit meiner Annahme kann ich die Thatsache anführen, dass man, wie in dem Falle Leisinger's, neben dem Becken an den anliegenden Lendenwirbeln und anstossenden Theilen der Oberschenkel, wie sie beschrieben und abgebildet sind, ganz dieselben Verhältnisse an Epiphysen und Knorpeln angegeben findet, wie wir sie an unserem Zwerge über das ganze Skelet verbreitet gesehen haben. Das pathologische Verhalten der Knochen ist hier daher gewiss nicht nur auf das Becken beschränkt, sondern findet sich auch an der Wirbelsäule und den Oberschenkelknochen.

Haben wir eine Berechtigung, zu vermuthen, dass die anderen nicht beschriebenen und ebenso wenig untersuchten Skelettheile sich in dieser Hinsicht anders verhalten hätten? Ich glaube nicht; denn das Individuum war von kleiner, aber doch ebenmässiger Statur, und ein in den übrigen fraglichen Stellen normal gebautes Skelet könnte kaum ein ebenmässiges bleiben; weiters gehören die untersuchten Knochen so verschiedenen Gebieten der Entwicklung, der Thätigkeit an und verhalten sich erfahrungsgemäss gegenüber pathologischen Processen auch wieder so different, dass wir darin einen neuerlichen Grund finden müssen, die Störung, der auch sie unterlagen, als eine allgemeine anzusehen. Wir kennen allerdings Wachsthumsverschiedenheiten, die auf einen Körpertheil, ja auf einen einzelnen Knochen beschränkt bleiben können; ich will da nur auf die Wachsthumsstörungen hinweisen, welche man nach Fracturen, cariösen Processen, Geschwüren, Luxationen u. s. w. an den Extremitäten verfolgen kann und die sich hier, je nach der Art des Processes und seiner Umstände, theils in Verlängerung, theils in Verkürzung des Körpertheiles oder eines Knochens manifestiren können, weiters auf jene Wachsthumsanomalien, die wir als Folge centraler nervöser Affectionen aufzufassen gewohnt sind, solche, die wir mit Circulationshindernissen im Blut- oder im Lymphkreislaufe vergesellschaftet auftreten sehen u. s. w. Alle diese Störungen treten aber systemweise auf. Wir kennen aber keinen Process, der sämmtliche Knochen irgend eines Rumpfsegmentes allein beträfe.

Betreffs des Leisinger'schen Falles wäre noch auf das Verhalten der beiden For. nutr., welche seitlich von der vorderen Contour der Superficies auricularis gelegen sind, als eines Umstandes hinzuweisen, der dafür spricht, dass wir es mit identen Processen zu thun haben. Ohne dass ihrer im Texte Erwähnung geschieht, zeigt das Bild doch, wie z. B. auch das Becken des Zwerges Mikolajek, die auffallende Weite dieser Gefässlöcher.

Ich darf weiters auf das sowohl an den einzelnen Skeleten als auch den Becken gleichartig reichliche Vorhandensein von Knorpelsubstanz hinweisen. Ueber andere Fälle, wie z. B. die von Zagorsky, König, fehlen uns wohl die Angaben über das Verhalten der Oberschenkel und Wirbelkörper. Trotzdem, meine ich, seien diese Becken kaum anders als jene zu beurtheilen. Massgebend scheinen mir hiebei zunächst wieder ein Theil der oben auseinandergesetzten Gründe, das Verhalten des ganzen Beckens überhaupt, endlich aber noch die beigefügten Abbildungen, aus denen man selbst wieder Einiges entnehmen kann. So zeigen dieselben unzweifelhaft die Niedrigkeit der Wirbelkörper, ihre rauhe Oberfläche, die Massenhaftigkeit der zwischengelagerten Knorpelscheiben; **endlich scheinen mir auch an den Oberschenkelhälsen und den Wirbeln Epiphysenlinien angedeutet zu sein.**

Ueber das genauere histologische Verhalten der Knochen, insbesondere der Verknöcherungsfugen liegen uns bis nun, soweit mir die einschlägige Literatur bekannt ist, keinerlei Beobachtungen vor; denn in dem von Grundler[1]) beschriebenen Falle von acquirirtem Zwergwuchse wurden allerdings die Weichtheile einer mikroskopischen Untersuchung unterzogen, hingegen fiel mir eine Mittheilung über die Untersuchung der Knochen nicht auf. Die mikroskopischen Untersuchungen und Angaben Klebs'[2]), Rindfleisch's[3]), Ziegler's[4]) u. A. beschäftigen sich lediglich mit der foetalen Rachitis als Cretinismus. Eine Untersuchung der Knochen meines Zwerges war daher im Stande, eine kleine Lücke in der pathologischen Histologie auszufüllen; sie konnte auch über die Stellung dieser Art von Kleinwuchs und sein Verhältniss zu anderen Zwergformen einigen Aufschluss erwarten lassen. Weiters glaube ich in dem mikroskopischen Befunde den Schlüssel für ein kleines Curiosum, welches öfters[5]) an Zwergen beobachtet worden ist, gefunden zu haben. Davon aber ohnedies noch später.

Behufs mikroskopischer Untersuchung wurden aus den frischen Knochen Scheiben aus den Epiphysenlinien sammt Umgebung ausgesägt, entkalkt, eingebettet und sodann geschnitten. Der Untersuchung wurden Stücke aus folgenden Knochen unterzogen: Humerus, vom Femur Kopf, untere Epiphyse und grosser Trochanter, Tibia. Färbung der Schnitte durch Hämatoxylin und Eosin, Carmine. Da die erstere Doppelfärbung sehr anschauliche Bilder ergeben hat, will ich die mikroskopischen Befunde insbesondere an der

---

[1]) l. c.
[2]) l. c. und »Die Krankheitsstörungen des Baues« etc. 1889.
[3]) Lehrb. d. path. Hist. VI. Aufl. pag. 688.
[4]) Lehrb. der path. Anat. VI. Aufl. 1890.
[5]) Geoffroy Saint-Hilaire, Histoire générale et particulière des Anomalies de l'organisation Bruxelles 1837.

Hand solcher Präparate erläutern und vorher noch bemerken, dass ich nach solchen aus der Femurepiphyse gewonnenen Präparaten auch die beiden Abbildungen der Tafel III angefertigt habe.

Besieht man einen in der angegebenen Weise gefärbten Schnitt mit freiem Auge, so gewahrt man eine doppelte Färbung der Epiphysenfuge, indem diese ein zum grössten Theile röthlich gefärbtes Band darstellt, welches von einem sehr feinen bläulichen Streifchen begleitet erscheint, das nicht durchaus gleich breit, feinst gezackt ist und endlich an manchen Präparaten das röthliche Band stellenweise durchbricht. Stärkere Vergrösserungen zeigen im Allgemeinen eine gleiche Vertheilung in der Färbung des Präparates, dazu aber natürlich noch eine Reihe von Einzelheiten.

Wenn wir den Epiphysenfugenknorpel von seinem äusseren, der Oberfläche des Knochens zugekehrten Ende her verfolgen (Tafel III, Fig 1), so sehen wir zu äusserst eine Schichte lockeren, gewellten Bindegewebes ziehen, welche alsbald dichter und derber, fibrillär wird. Diese beiden Bindegewebsschichten ziehen von dem der Diaphyse angehörigen Theile des Präparates neben einander her und setzen sich noch über jene Zone, welcher die Knorpelfuge entspricht, hinaus fort, um endlich auf dem Gelenksknorpel selbst zu endigen, so dass dieser schliesslich die Contour des Schnittes ausmacht. Die derbfaserige bindegewebige Haut lockert sich auf, soweit sie der Diaphyse anliegt, wird zellreicher und gefässführend, kurz wird zum Periost der unmittelbar darunter liegenden Rindenschicht der Knochenröhre.

Fast in der Höhe der Zone, in welcher die Knorpelfuge eingeschaltet erscheint, treten in dem Fasergewebe längliche wie spindelige, der Längsachse des Knochens parallel gerichtete Zellen auf, anfangs einzeln, dann zu mehreren aneinander gelagert, jede mit einem länglichen gekörnten Kern und scharf umschriebener Zellform. Je weiter nach innen zu, umsomehr nehmen die einzelnen Zellen an Dicke zu, ihre Kerne werden auch grösser; die ganze Zelle scheint in einem Hohlraum zu liegen. Die umgebende Zwischensubstanz hat gleichzeitig den fibrillären Charakter verloren und den einer fast hyalinen, diffus bläulichroth gefärbten Intercellularsubstanz angenommen. Noch weiter nach der Axe des Knochens zu, dort, wo der Fugenknorpel im Präparat als freier Balken zwischen die Knochenmarksubstanz der Epi- und der Diaphyse hineinzuragen beginnt, sind die genannten Zellen noch zahlreicher geworden, sie liegen zu zweien, dreien und vieren aneinander, sie sind noch grösser als die vorigen, fast bläschenförmig, besitzen eine deutlich sichtbare Zellmembran und liegen in Höhlen der Intercellularsubstanz. Liegen mehrere Zellen aneinander, so sind sie an den Berührungsstellen abgeflacht und bilden ovale Häufchen oder fast Reihen, deren Längsaxen zur Knorpelinnengrenze entweder senkrecht oder höchstens etwas schief gestellt sind. Die Intercellularsubstanz zeigt bei schärferen Systemen hier einen homogenen Hof um die

Zellen selbst, sonst aber eine feinstfaserige, oder netzförmige, oder punktirte Textur. Plötzlich und scharf zeigt sich um die Intercellularsubstanz eine intensiv blaue Färbung, die auf die Verkalkung des dem Knochenmark anliegenden Knorpelsaumes zurückzuführen ist. Dieser blaue Saum ist niedrig, oft unterbrochen, enthält deutlich als solche erkennbare Knorpelzellen eingelagert, welche bald hyalin, glänzend, bald gekörnt und blau gefärbt sind; diese Zellen enthalten nebst dem relativ grossen, theils ovalen, theils zackigen Kern noch kleine Partikeln, von welchen Farbstoffe in grosser Gier aufgenommen werden. Die Knorpelzellen stehen hier nicht dichter, noch sind sie grösser als in den eben vorher erwähnten Stellen.

Verfolgt man nun das Präparat weiter (Taf. III, Fig. 1), so findet man, dass die Substanz des Belegknorpels ohne Grenze in den der Epiphysenfuge übergeht und dass beide im Allgemeinen von ähnlicher mikroskopischer Structur sind. Die histologische Beschaffenheit des Fugenknorpels ist nicht gleichmässig, sondern sie wechselt an verschiedenen Stellen der Scheibe.

Die Intercellularsubstanz des Knorpels ist, kann man sagen, im Allgemeinen in ganzer Ausdehnung von hyalinem Charakter; doch ist dieser an sehr zahlreichen Stellen durch eine streifige oder körnige Structur verdrängt. Die Streifung der Knorpelgrundsubstanz ist öfters sehr zart, erst bei Untersuchung mittelst stärkerer Systeme sichtbar, an anderen Stellen hingegen erscheint sie wieder deutlicher gezeichnet. Die Fäserchen laufen nicht immer gleichmässig neben einander her, sie können auch gewellt, auch netzförmig unter einander verstrickt sein; an anderen Stellen ist die Streifung eine viel gröbere und kann zu einer förmlichen Zerwühlung der Grundsubstanz führen. Die geringste Abweichung von der rein hyalinen Beschaffenheit der Zwischensubstanz ist in einer feinsten Körnung derselben zu erblicken. Das hyaline Gefüge hat der Knorpel fast nur in der Umgebung seiner Zellgruppen und der Mitte des ganzen Epiphysenbandes bewahrt (Taf. III, Fig. 2 bei H. G.). Die der Epiphyse angelagerte Seite der Knorpelfuge zeigt nun die angedeuteten Veränderungen der Grundsubstanz in geringerem Masse, insbesondere aber selten eine Streifung, deren Verlauf senkrecht zur Längsaxe der Fuge gerichtet ist. Die andere Hälfte des Fugenknorpels, also die der Diaphyse zugekehrte Seite (Taf. III, Fig. 2) zeigt hingegen ein viel gemischteres und wechselvolleres Bild der Structur der Grundsubstanz; der hyaline Knorpel ist da nur auf die Umgebung der hier befindlichen Zellen und Zellgruppen beschränkt, er bildet concentrische Höfe geringer Dicke, die nun durch eine Zwischensubstanz isolirt erscheinen (Höfe um die Zellen bei K. Z. F.), welche gekörnt, fein, streifig, faserig (K. F.), so grobfaserig erscheinen kann, dass man fast versucht sein könnte, die Anwesenheit fibrillären Bindegewebes anzunehmen.

Die Faserung behält auch hier im Grossen den Typus der Längsstreifung; durchaus sieht man aber diese von schief und quer verlaufenden Faser- und

Streifenzügen durchsetzt, so dass auf diese Weise eine unregelmässige Felderung entsteht, in welcher die Knorpelzellen eingestreut sind. Schon mitten im Fugenknorpel treten die erwähnten querlaufenden Faserzüge, hier zunächst kaum merklich, auf, gegen die Knochengrenze zu werden sie reichlicher und gröber, um endlich hier selbst dichte Fibrillenzüge zu bilden, zwischen welchen wieder Knorpelzellen eingeschlossen sind. Solche Faserzüge gehen an der Grenze der Kalkknorpelschicht direct in die Grundsubstanz dieser über.

Der Epiphysenfugenknorpel ist in seiner ganzen Ausdehnung von Zellen und Zellgruppen durchsetzt, die jedoch je nach dem Bezirke, den man eben ins Auge fasst, mehrfache Verschiedenheiten in Grösse, Gestalt und Richtung darbieten. In dem mittleren Gebiete des Epiphysenstreifens gleichen die Zellen ungefähr denen, die am Belegknorpel skizzirt worden sind (Zellen um H. G.); längliche, auch spindelförmige Zellen mit gekörntem Kern, die meist zu mehreren nebeneinander liegen und die, je näher sie gegen die Knorpeloberfläche zu gelegen sind, umsomehr an Grösse zunehmen und auch eine so bedeutende Gestaltsänderung erfahren, dass man hier in denselben das typische Bild der Knorpelzelle wiedererkennen kann: bläschenförmige, glänzende Zellen mit etwas verzogenen Kernen und deutlicher, scharfer Begrenzung; die Zellen liegen theils einzeln, theils zu ovalen Häufchen oder Reihen in gemeinsamen Hohlräumen mit hyaliner oder körniger, blau gefärbter Zellsubstanz, der auch grössere Körnchen beigemengt sein können. In der dem Epiphysenkern zugewendeten Hälfte des Fugenknorpels finden sich diese Zellbilder allerdings nur selten und in nicht schöner Weise ausgebildet, während in der Diaphysenhälfte des Knorpels nicht nur absolut mehr Zellen vorhanden sind; man zählt nicht nur mehr Gruppen, sondern diese selbst sind ungleich mehrzelliger als auf der gegenüberstehenden Seite. Neben den wohlgebildeten Knorpelzellen finden sich auch solche, die kaum an ihre Knorpelnatur erinnern, indem sie länglich, spindelig, zackig, mit Ausläufern versehen sind. Meist liegen auch sie zu mehreren in Gruppen, so dass sowohl dieser Umstand als auch der, dass sie frei in der Knorpelgrundsubstanz liegen, hinlänglich dafür sprechen, dass sie nur veränderten Knorpelzellen entsprechen, wofür aber auch noch die Eigenthümlichkeit anzuführen wäre, dass Zellgruppen dieser Gattung, die an der Grenze der Kalkknorpelschicht liegen, sich unmittelbar in dieser als echte Knorpelzellen fortsetzen.

Von jenen missgestalteten Zellen gibt es nun alle Uebergänge zu solchen, die uns als regelrechte und noch functionsfähige Knorpelzellen imponiren könnten. Diese letztere Art von Zellen ist an der Diaphysenseite der Fuge im Gegensatze zur anderen sehr reichlich vertreten und bildet hier Gruppen und Reihen, die sich in kaum merkbarer Weise von den Knorpelzellreihen unterscheiden, welche die Proliferationsschicht im Epiphysenknorpel des wachsenden Kindes ausmachen.

Die Längsseiten des knorpeligen Theiles der Epiphysenfuge sind in ganzer Ausdehnung mit einem Besatze verkalkter Knorpelsubstanz, die auch schon mehrfach Erwähnung gefunden hat, belegt. Man kann sich füglich dieses Ausdruckes bedienen, da die Abgrenzung der beiden sonst doch gleichwerthigen Schichten eine ausserordentlich scharfe ist, und dieselben auch sehr leicht von einander zu trennen sind, wovon man sich bei der Herstellung der mikroskopischen Präparate nur zu oft überzeugen konnte. Im Wesentlichen, qualitativ, zeigt der Kalkknorpelbesatz auf beiden Seiten der Fuge gleiche Verhältnisse; Verschiedenheiten liegen nur darin, dass, während der Besatz der Epiphysenseite niedrig, oft unterbrochen, überhaupt arm an zelligen Elementen, fast baar aller Zellreihen ist (die E zugewendete Seite des Streifens in Taf. III, Fig. 1), der an der Diaphyse gelegene sehr zellreich, mehrfach breiter als jener und reich an Knorpelzellreihen ist, welche Reihen selbst — und hiedurch sei auch die Höhe des Besatzes angedeutet — aus zwanzig und mehr hintereinander angeordneten Knorpelzellen bestehen können.

Ich möchte hier gleich erwähnen, dass diese Knorpelverkalkung nicht im entferntesten mit jener Kalkimprägnirung verwechselt werden darf, in welcher beim Ossificationsprocesse der Vorläufer der Knorpelschmelzung zu erblicken ist, dass sie vielmehr mit der Verkalkung zu vergleichen ist, welche als Altersveränderung des Knorpels schon bekannt ist; es dürfte auch schon das, was bisher angegeben wurde, genügen, um einen solchen Irrthum zu verhüten; übrigens wird sich Weiteres noch ergeben.

Die knochenwärts gelegene Seite des Kalkknorpelbesatzes ist zackig und buchtig (bei K. K.), zeigt Lacunen und Höhlen, kurz sie besitzt jene Contouren, die wir vom normalen Ossificationsprocesse her kennen, von welchen sich aber der Zustand des vorliegenden Knorpels noch ganz besonders dadurch unterscheidet, dass weder Mark noch Knorpelzelle auch nur eine Proliferationsveränderung erkennen liessen, eine ganz natürliche Thatsache. Der Knorpel ist allenthalben mit osteoïder und echter Knochensubstanz überkleidet (E. K.), die Markräume — von primären Markräumen kann man natürlich überhaupt nicht reden — sind erfüllt durch Markgewebe gleich irgend einer Stelle des Knochens. Die Knochenlamellen des Markes sind dünn, zart, lassen viele Lücken zwischen sich und umschliessen bis auf eine Entfernung von 1 cm und darüber von der Knorpelfuge weg verkalkte Knorpelreste mit oder ohne Zellen.

Dort, wo die Epiphysenfuge sich an die Knochenrinde ansetzt, lässt sich der Kalkknorpelbesatz noch auf eine kurze Strecke entlang der Diaphysenrinde verfolgen. (Taf. III, Fig. 1 an dem gegen D gekehrten Stücke des Knorpels.)

Dieses hier entrollte Bild des histologischen Verhaltens der Epiphysenknorpel gilt im Allgemeinen für die verschiedenen oben aufgezählten bearbeiteten Objecte, so dass ich mich, um den Befund kurz aber möglichst vollständig zu erschöpfen, darauf beschränken kann, nur noch Einzelheiten dieses oder jenes Objectes hervorzuheben.

So wäre vom Knorpel der unteren Epiphyse des Oberschenkels zu bemerken, dass derselbe alle anderen an Dicke übertrifft, indem er stellenweise eine Breite von 3 *mm* erreicht und dabei einen grob zickzackförmigen Verlauf aufweist. Der ganze Epiphysenknorpel entbehrt der kleinen Zellen fast gänzlich, denn er enthält durchaus grosse Knorpelzellen, welche an der Diaphysenseite dieses Fugenknorpels in solcher Reichlichkeit sich häufen und so typisch in hart aneinandergestellten Reihen sich ordnen, dass man thatsächlich einen Schnitt aus einer kindlichen Epiphyse vor sich zu haben wähnte, wenn sich nicht auch hier, und zwar reichlicher als an allen anderen Objecten, die Verkalkungen fänden, welche in diesen Präparaten stellenweise die halbe Breite des ganzen Knorpels einnehmen, denselben brückenförmig vollständig durchqueren, kurz, sich überhaupt nicht in der Regelmässigkeit vorfinden, wie es an den übrigen Objecten beobachtet wurde. Neben den Knorpelzellreihen tritt auch hier mehr als an den anderen Objecten der streifige Zerfall der Zwischensubstanz hervor; die Streifenbündel bilden förmliche Säulen und Bogen längs und über die Knorpelzellreihen und deren Höfe und stellen so ein System dar, welches an die Architektonik der Knochenmarklamellen erinnert, mit ihr vielleicht sogar hinsichtlich der Entstehung einige mechanische Momente gemeinsam hat.

Die Epiphysenlinie des grossen Trochanter, die schon am trockenen Skelete sich als die wenigst deutliche der durchschnittenen Epiphysen erweist, bietet unter dem Mikroskope auch ein dementsprechendes Bild; der am Beginne grob faserig zerfallene, noch deutlich zellführende Knorpel wird raschestens immer dünner, zellärmer, endlich zu einem zelllosen fibrösen Streifchen, dessen knorpelige Abkunft an nichts mehr nachweisbar ist, welches endlich auch verschwindet — centraler Verschluss der Epiphyse; Reste des Kalkknorpels lassen sich in der ganzen Länge der Epiphyse nachweisen.

Die Tibia-Epiphysen kommen dem als Schema entworfenen Bilde in allem Wesentlichen gleich; im Mittelstücke findet eine beträchtliche Verdünnung der Knorpellamelle statt, die sich aber nicht zum vollständigen Schwund derselben steigert.

Es schien mir von Interesse und einer gewissen Wichtigkeit für die weitere Klärung des Wesens des Zwergwuchses zu sein, dem Befund an den Epiphysen des Zwerges den an den Gelenksenden eines gesunden, normal entwickelten, gleich grossen Kindes entgegenzuhalten. Ich will daher in aller Kürze Folgendes über meine Beobachtungen an solchen kindlichen Epiphysen hiehersetzen:

Die Knorpelfuge ist absolut breiter als am Zwerge. Die Anordnung der durch verschiedene Intercellularsubstanz und Zellen charakterisirten Knorpelgebiete ist dieselbe wie beim Zwerge; hingegen ist das Mengenverhältniss ein entgegengesetztes, indem die kindliche Epiphyse ungleich zellreicher ist. Die Intercellularsubstanz entbehrt bis auf eine zarte Streifung zwischen jenen Zellsäulen, welche der Schmelzung am nächsten stehen, jener Zerfallsprocesse, die wir am Zwerge gesehen haben. Die Zellen selbst tragen hier durchaus, wie wir dort nur für einzelne es anzunehmen uns berechtigt fühlen, den Charakter frischen Lebens und Wachsthums an sich. Die Gegensätze in Bezug auf die Epiphysen- und Diaphysenseite des Fugenknorpels bestehen hier in ganz gleicher Weise, natürlich von der diffusen Kalkimprägnirung dort abgesehen. Hier sehen wir die Knorpelzellen in typischer Weise hintereinander in den verschiedenen Stadien der Entwicklung aneinandergereiht, um schliesslich in den untersten Reihen jene präparativen Veränderungen, Quellung, Verkalkung und endlich, unter Einwachsen von Markcapillaren, die Lösung, einzugehen, welche der Knochenbildung vorangehen. Die Zellreihen stehen längst nicht mehr so dicht, wie wir sie an Epiphysen jüngerer Individuen sehen, ihre Zellen sind auch nicht so reichlich, ja es scheint weniger, als es beim Zwerge gesehen werden kann; zumindestens, was die grossen rundlichen Zellen betrifft.

Eine Vergleichung der Präparate vom Zwerge und von Kindern ergibt, dass die Zone des verkalkten, theilweise von Zellröhren durchsetzten, theilweise ausgeschmolzenen Knorpels (Taf. III, Fig. 2) jener Schichte eines in normaler Ossification begriffenen Knochens entspricht, die unmittelbar an die Knorpelgrenze anstosst; dass sie sich von der normal entwickelten aber dadurch unterscheidet, dass hier die Knorpelreste gegen die angelagerte Knochensubstanz an Masse zurücktreten, so dass inmitten der Bälkchen dünne, zackige verkalkte Knorpelreste nachweisbar bleiben, während dort, nämlich am Zwerge, diese Kalkknorpelreste in auffallender Menge erhalten geblieben sind. Während die normale Ossification nun alsbald an die vorderhand stehenbleibenden Reste der Knorpelintercellularsubstanz echte Knochensubstanz anlagert, finden wir hier am Zwerge eine unterbrochene dünne Schichte osteoïden Gewebes, an das selbst erst echter fibrillärer Knochen sich anlagert.

Ein weiterer merklicher Unterschied in der histologischen Beschaffenheit der Zwerg- und der Kindesepiphyse ist der, dass von der letzteren die vorschreitende Entwicklung der Knorpelzellen Stufe für Stufe verfolgt werden kann, während wir beim Zwerge neben der kleinzelligen Mittelschicht des Knorpels gleich die grossen blasigen Knorpelzellen angereiht finden oder gar nur grössere rundliche, meist zu mehreren gehäufte Zellen sehen; es stehen also in der Epiphysenfuge des Zwerges Zellen verschiedener Entwicklungsstufen unvermittelt nebeneinander, während wir an dem in normalem Entwicklungsgange befindlichen Knorpel des gleich grossen Kindes eine geschlossene Kette verschieden entwickelter Zellen bis zum letzten Stadium, der Einschmelzung, aufeinanderfolgen sehen.

Knorpelige Einschlüsse in den Knochenbälkchen der Spongiosa finden sich hier wie dort, auch das Verlaufen der letzten Knorpelreihen von der Fuge auf das Anfangsstück der Diaphyse hier gleich dort; für die hier befindlichen Zellen gilt das oben Gesagte.

Kehren wir also nun zu unseren beiden oben gestellten Fragen zurück!

Das Wort »Zwerg« ist der sprachliche Ausdruck für einen Sammelbegriff, unter welchem wir alle Individuen zusammenfassen, deren Körperlänge hinter dem als Durchschnittsgrösse angenommenen menschlichen Mittelmass in erheblicher Weise zurückgeblieben ist. »Zwergwuchs« ist somit eine Bezeichnung, die für uns von lediglich symptomatischer, in keinerlei Weise aber ätiologischer oder näher differenzirender Bedeutung ist, er umfasst die Gesammtheit der klein gebliebenen Individuen, seien sie dies aus Stammesanlage, seien sie es aus individueller Anlage oder seien sie es durch pathologisch erworbene Momente. Sagen wir also von einem Individuum, es sei ein Zwerg, so geben wir von ihm nur eine ganz allgemeine Grössenbestimmung an, so etwa, wie wenn wir z. B. von einer Niere sagen würden, sie sei klein, wobei wir uns noch keinerlei Vorstellung über Wesen und Ursache des Kleinbleibens machen und unter diesem sehr oberflächlichen Ordnungswort Processe ganz heterogener Art zusammenfassen; in dem Falle des gewählten Beispieles eine Hypoplasie, eine Kleinheit durch reine (Nahrungs-) Atrophie, durch Schrumpfung auf entzündlicher Basis, in Folge von Druck, durch Verödung nach Thrombosen und Infarcirung u. s. w. Verweilen wir noch einen Augenblick bei diesem Beispiel und fragen wir uns, in welchem dieser aufgezählten Fälle von Kleinheit der Niere es gerechtfertigt erscheinen könnte, von einem essentiellen Zwergwuchs der Niere zu sprechen, so würden wir dies nur der ersten Form zuerkennen.

Praktisch anatomisch spitzt sich die Frage in beiden Fällen wohl dahin zu, die Formen, in denen wir als Ursache des Kleinbleibens anatomisch erkennbare krankhafte Veränderungen nachweisen können, von jenen, in denen dies nicht gelungen ist, zu trennen.

Ganz analoge Gesichtspunkte haben uns nun auch in unserer Stellung gegenüber Grössenanomalien des Knochensystems und solchen des Körpers überhaupt (die ich von einander getrennt wissen möchte) zu leiten. So würden also a priori die sogenannten Zwergvölker von selbst aus der Reihe der Zwerge, zu denen sie gegenwärtig ja nur relativ gehören, wegfallen, wenn wir uns auch nicht der Vermuthung verschliessen, dass ihre gegenwärtige Kleinheit der Körpergestalt blos der Ausdruck einer Wachsthumsverminderung ist, die in Folge ihrer durch Generationen auf den Stamm einwirkenden Dauer zur Race-Eigenthümlichkeit desselben geworden ist, also nur ein Beispiel für die Vererbung einer einst acquirirten pathologischen Eigenschaft. Bei Thieren z. B. die prämature Synostose der Schädelbasis bei den kurznasigen Hunden, der mit Persistenz der grossen Fontanelle einhergehende Hydrocephalus der King-Charles-Hündchen u. s. w.

Die Zwergvölker Afrikas, die unter verschiedenen Namen bekannt sind, Wambutti, Akka u. s. w., erreichen nach Stanley [1]) eine Körpergrösse von 90—140 *cm*; ihre Körpergestalt ist ziemlich proportionirt, wie es auch eine photographische Abbildung in seinem Buche erkennen lässt. Ueber ihr Skelet bringt er keine Angaben. Diesen Zwergracen stehen hinsichtlich der Körpergrösse (durchschnittlich 130—140 *cm*) die Buschmänner und Hottentotten nahe; kurze Beschreibungen einiger Buschmann-Skelete [2]) lassen erkennen, dass bei ihnen der Ossificationsprocess im Wesentlichen dem unserer europäischen Stämme folge. Das Skelet einer jungen Hottentottin, welches von Langer beschrieben worden ist, zeigt indess einige Befunde, welche zur Vermuthung Anlass geben könnten, dass bei diesen kleinen Völkertypen das Längswachsthum einen relativ früheren Abschluss findet als bei uns; als Beispiel sei von dem genannten Skelet nur angeführt: während die Fissura spheno-occipitalis (die später sich vollkommen schliesst) noch weit offen steht, sind die Epi- und Diaphysen der Femura, der Tibien, auch der Armknochen entweder fast, oder, wie z. B. die Tibia-Epiphysen, bereits vollkommen festgewachsen. Aehnliches zeigen auch kleine Röhrenknochen; bei uns pflegt der Verschluss der Fuge der Schädelbasis dem an den Röhrenknochen voranzugehen.

Ferner haben wir die durch krankhafte Knochenprocesse klein Gebliebenen auszuscheiden, in erster Linie die Rachitiker, die die Mehrzahl der sogenannten Zwerge, welche dem Laien als solche vorgestellt werden, ausmachen, selbstverständlich Kyphotiker, Skoliotiker u. dgl.

Viel dunkler ist bereits die Stellung und Natur einer anderen Gattung von Kleinwuchs, der des Cretinismus, wobei ich aber nur die als Typus festzuhaltenden anatomischen Verbildungen als Cretinismus des Skeletes im Auge habe, ohne Rücksicht auf andere Erscheinungsweisen des Cretinismus »als Form geistiger Erkrankung«.

Nicht besser verständlich ist uns das Kleinbleiben von Individuen, welches mit gewissen pathologischen Schädel- und Gehirnabnormitäten vergesellschaftet sein kann, mit Porencephalie, Mikrocephalie, Mikroencephalie (wofür in jüngster Zeit G. Anton [3]) ein lehrreiches Beispiel gebracht hat), mit Hydrocephalie, wie es schon Rokitansky bekannt war u. s. w.

Endlich kennen wir Formen von Kleinheit des Körpers, die baar sind dermalen uns erkennbarer pathologischer Begleitphänomene, Fälle, für die wir

---

[1]) Im dunkelsten Afrika. I. Band, pag. 348. II. Band, pag. 92. 1890.

[2]) Im Catalogue of the specimens illustrating the osteology of vertebral animals, contained in the museum of the royal college of surgeons. By W. Flower, London 1879. I.

[3]) Sammlung medicin. Schriften, Wien, 1890.

die Ursache des Kleinbleibens schon in der Keimanlage oder in einem Mangel an Wachsthumsenergie in der Zeit der Entwicklung oder einem plötzlichen Stehenbleiben des Wachsthums auf irgend einer Stufe der Entwicklung, entweder aus bekanntem oder unbekanntem Grunde, vermuthen müssen.

Es werfen sich nun von selbst zwei Fragen auf: Ist der Ausdruck Zwerg, Nanosomie (Nanisme der Franzosen — von Saint-Hilaire eingeführt) in der pathologischen Anatomie überhaupt als Gattungsbegriff für eine gewisse Art von kleinen Menschen oder eine gewisse Knochen- oder allgemeine Wachsthumsstörung beizubehalten und, wenn ja, für welche? Und zweitens: In welche Gruppe haben wir jene Zwerge einzuordnen, deren einen wir oben eingehend kennen gelernt haben?

Aus einem später durchsichtig werdenden Grunde empfiehlt es sich, dass wir uns der Beantwortung der zweiten Frage zuerst zuwenden.

Suchen wir nun die anatomische Stellung unserer Zwerggattung näher zu präcisiren, so ergibt sich von selbst die Forderung, die Beziehungen dieses Processes zu anderen, welche Kleinheit der Körpergestalt bedingen können, zu untersuchen.

Die fraglichen Zwerge stammten sämmtlich aus Mitteleuropa, ihre Körpergrösse steht also (ich sehe vorderhand von zwei Ausnahmen, auf die ich noch zurückkomme, ab) beträchtlich hinter dem raceüblichen Mittelmass ihrer Stammesangehörigen; sie stammten von normal grossen Eltern, besassen normal grosse Geschwister oder wenigstens auch solche neben zwerghaften (Lehner), hatten auch normalgrosse Kinder (Borwilawski s. u.) — von einer Zwerghaftigkeit als Race- oder Familieneigenschaft kann somit nicht die Rede sein.

Mit Leichtigkeit können wir auch die häufigste Ursache für Kleinwuchs, die Rachitis, ausschliessen; ein Blick auf das Skelet genügt hiezu vollauf: der den rachitischen gegenüber zierliche Bau der Diaphysen, der Mangel der für jene typischen Verdickungen[1]) und sonstiger Verbildungen, die Zartheit der Rinde, auch der Spongiosa u. s. w. nebst einer Reihe anderer positiver Merkmale, die der Rachitis nicht zukommen. Ich befinde mich hiebei auch in Uebereinstimmung mit anderen Autoren, welche Rachitis ausdrücklich als Ursache des Zwergwuchses ausschliessen.

Hier scheint es mir auch am Platze zu sein, einige Bemerkungen über das Verhältniss unseres Zwergwuchses gegenüber der »Rachitis foetalis« der Autoren einzufügen, welche ja auch zur Verkürzung der Körperlänge führt, wozu ich insbesondere durch einige Bemerkungen Virchow's gedrängt bin; ausserdem wird sich dadurch auch der Uebergang zum Cretinismus, welch letzterer mehrfach mit der »Rachitis foetalis« zusammengebracht wird, leicht finden lassen.

---

[1]) Eine geringe Verdickung der Epiphysen ist wohl nur functioneller Natur; siehe unten.

Ich setze eine allgemeine Kenntniss dieser pathologischen Skeletform voraus und beschränke mich darauf, zu bemerken, dass diese Bezeichnung nur auf eine äusserliche Aehnlichkeit der Körper- und Knochenform gegründet ist und dass auch ich mit den Gynäkologen Fischer[1]), Gräfe[2]), Kehrer[3]), Winkler[4]), die noch in jüngerer Zeit einen Zusammenhang mit der extrauterinen Rachitis postuliren wollten, nicht übereinstimmen kann. Ich hatte Gelegenheit, über ein Dutzend Fälle dieser angeblichen Rachitis foetalis — frische und in Alkohol conservirte — zu untersuchen und komme ich auf Grund meiner Beobachtungen, im Einklange mit Anderen, zu dem weiteren Schlusse, dass man zwei Formen dieser Erkrankung zu unterscheiden hat, die eine mit den kurzen, aber festen, nicht auffallend verdickten, fast sklerotischen Diaphysen und verdickten Epiphysen, die andere mit den dicken, plumpen, unförmigen, brüchigen (und gebrochenen) Diaphysen und ziemlich normalen Epiphysen, welche beide Formen mit verschiedenen Namen belegt wurden (Marchand-Kirchberg: Mikromelia chondromalacica oder pseudorachitica; Vrolick: Osteogenesis imperfecta; Urtel: Osteopsathyrosis; Mikromelia annularis u. dgl.) und die Kundrat als Osteosklerosis congenita und als Osteoporosis congenita zu bezeichnen pflegt. Durch Jahrzehnte galt seit Virchow's Beschreibung eines Falles von solcher Osteosklerosis congenita mit prämaturer Synostose der Schädelbasis[5]) dieser Typus als fötaler Cretinismus und eine Reihe von Autoren ist dieser Anschauung gefolgt, bis erst Marchand und Kirchberg[6]) diesen Bann brachen; in ihrer Auseinandersetzung über die Beziehungen zwischen fötaler Rachitis und Cretinismus lesen wir im Wesentlichen Folgendes: Es sind äussere Aehnlichkeiten, welche zu dieser Zusammenstellung geführt haben, und zwar nur zu einer Gattung des Cretinismus, nämlich dem mit den dicken und plumpen Knochen. Als einziger Beweis für diese Zusammenstellung tritt uns der Cretin Virchow's entgegen. »Dieser Fall wurde zum Crétin étalon, nach dem die späteren Fälle gemessen worden sind.«

Ich kann dieser Anschauung nach dem, was ich gesehen, nur vollkommen beipflichten. Virchow selbst wurde vor der Ausnützung und dem Missverstehen, den sein citirter Fall seitens mehrerer Autoren fand, bange und veranlasste ihn, ausdrüklich zu erklären[7]), dass er auf die prämature Synostose der basilaren Knorpelfugen nur die eigenthümliche Gesichtsbildung, aber nicht

---

[1]) Ueber einen Fall von Rachitis congenita. A. f. Gyn. 7. Band, pag. 46.
[2]) Zwei fötale rachitische Becken. A. f. Gyn. 8. Band, pag. 900.
[3]) Zur Entwicklungsgeschichte des rachitischen Beckens. A. f. Gyn. 5. Band, pag. 55.
[4]) Fall von fötaler Rachitis mit Mikromelie. A. f. Gyn. 2. Band, pag. 101.
[5]) Ges. Abhandl. 1856, pag. 976.
[6]) Mikromelia chondromalacica (Rachitis foetalis). Beiträge zur path. Anatomie und allgem. Pathologie. V. Band, pag. 183.
[7]) Fötale Rachitis, Cretinismus und Zwergwuchs. V. Arch. 94. Band.

den Cretinismus zurückführe. »Nach dem, was ich früher in anderen Theilen der Alpen gesehen habe, möchte ich glauben, dass ein Process, der mit der fötalen Rachitis verwandt, wenn nicht mit ihr identisch ist, in grosser Ausdehnung endemisch vorkommt, bald mit auffälligen cerebralen Störungen verbunden (Cretinismus), bald ohne dieselben, dass derselbe Process sich aber sporadisch auch weitab ausserhalb des Gebietes des eigentlichen Cretinismus beobachten lässt. Vielleicht werde ich ein anderes Mal ausführlicher auf diese Erörterungen zurückkommen, diesmal lag mir hauptsächlich daran, die Aufmerksamkeit anderer Beobachter auf die Beziehungen zwischen fötaler Rachitis, Cretinismus und Zwergwuchs zu lenken.« Und weiter oben heisst es: «In gleicher Weise folgere ich aus der »eretinösen« Physiognomie mancher Kerenzer[1]) nichts mehr, als eine Hemmung in der Ausbildung der Schädelbasis oder, anders ausgedrückt, eine Verkürzung der Schädelbasis, dasselbe Ergebniss, welches uns bei diesen Individuen sowohl in der geringeren Körperhöhe als in der geringen Länge der Röhrenknochen der Extremitäten entgegentritt. Es ist dies eine besondere Art des Zwergwuchses, welche gelegentlich vereinzelt auch bei uns vorkommt, so dass es meiner Meinung nach sehr schwierig ist, die Grenzen zwischen dem eigentlichen cretinistischen Zwergwuchs und diesen sporadischen »cretinösen« oder »cretinoïden« Formen zu ziehen.« Wenn wir uns auf die Beschreibung des Schädels unseres Zwerges zurückerinnern, so müssen wir eine gewisse Analogie zwischen den von Virchow hier erwähnten Formen und unserem Zwerge finden, den ich lebend allerdings nie gesehen, der aber nach der Angabe Anderer, insbesondere nach dem Baue seines Schädels zu schliessen, auch einen entschieden cretinösen Gesichtsausdruck, im Ganzen also den cretinösen Zwergwuchs geboten haben muss. Wollen wir also nun die Stellung dieser Art des Zwergwuchses zunächst gegenüber der »fötalen Rachitis« untersuchen, so wird es sich demnach empfehlen, diese Untersuchung in dreierlei Richtung auszuführen, Verhalten der mikroskopischen Verhältnisse, des Schädels, inbesondere seiner Basis und der Extremitäten. Die sklerotische Form der »Rachitis foetalis« ist im Wesentlichen charakterisirt durch Folgendes: Der grösste Theil der Knorpel ist von spindelig geformten Knorpelzellen durchsetzt, die schichtenweise in verschiedenen Richtungen gelagert sind; zwischen denselben sieht man weite Gefässlücken. Die Intercellularsubstanz der Knorpel ist sehr reichlich, manchmal so vermehrt und reich, dass der Knorpel fast gallertig wird. Gegen die Epiphysenlinie zu ordnen sich die Zellen zu niederen und unvollkommenen Reihen, dies aber nur dort, wo Knorpel an Knochen stösst. In der Mehrzahl der untersuchten Knochen schiebt sich als Fortsetzung des Periostes eine Bindegewebslamelle zwischen Epi- und Diaphyse oft weit gegen das Innere der Knochen vor, so dass nur eine centrale Knochenknorpellinie übrig bleibt; entlang dieser Lamelle

---

[1]) Bewohner eines Berges am Wallensee in der Schweiz.

zeigen die Knorpelzellen wieder eine mehr spindelförmige Gestalt, in der Mitte dagegen, wenn auch in sehr geringem Masse und in unregelmässiger Weise, ossificatorische Veränderungen. Die Verknöcherungslinie ist etwas zackig; die Verkalkung der Knorpelgrundsubstanz und der Zellen ist auf wenige zerstreute Herde beschränkt, die Reihenstellung ist sehr unregelmässig und undeutlich. Von der Diaphyse aus dringt das Mark nur wenig in die Buchten der Knorpelsubstanz vor, Anlagerung von Osteoblasten und primäre Knochenbildung ist sehr mangelhaft. In den Knochenbalken in der Nähe der Ossificationslinie sieht man ab und zu Knorpelreste. Die Knorpelgrenzlinie stellt fast stets einen zur Diaphyse convexen Bogen dar, von welchem die Epiphyse kelchförmig umfangen wird. An der Diaphyse findet man dichtes Knochengebälke, von normalem Perioste gebildet. Der Process ist an den langen Knochen am stärksten ausgesprochen.

Bei der Osteoporosis congenita sehen wir dagegen Folgendes: Die Epiphyse ist aus hyalinem, sehr zellreichem Knorpel gebildet; die Zellen ordnen sich gegen die Epiphyse und um die Knochenkerne zu in langen Reihen, die, wie wir es am normalen Epiphysenknorpel sehen, sich immer mehr und mehr verbreiten, immer grössere Zellen enthalten und endlich die typische Schwellung, Körnung und Verkalkung aufweisen, durch welche die Ossification vorbereitet wird.

Vom Marke her sind die correspondirenden Proliferationsvorgänge ebenfalls in lebhaftester Thätigkeit. Dieser Theil des Ossificationsprocesses scheint eher gesteigert als vermindert zu sein. Er ist aber des Weiteren trotzdem ein pathologischer, da wir das Auftreten von Knochensubstanz sozusagen vermissen. Die Diaphyse ist allerdings aus einer Masse gebildet, die makroskopisch dem Knochen sehr ähnlich sieht, bisher auch stets dafür gehalten wurde, von der es aber meiner Ansicht nach mehr als zweifelhaft ist, ob sie auf echte Knochenbildung zurückzuführen ist. Dabei sind diese verkalkten Balken und Spangen spärlich an Zahl, sehr dünn und stehen vielfach nicht untereinander in Zusammenhang. Von einer periostalen Knochenbildung ist gar nicht die Rede, zeigt das Periost selbst doch histologische Verschiedenheiten gegenüber dem des normalen Kinderknochens. An zahlreichen Stellen der Diaphyse, und zwar ganz besonders an jenen Stellen, die als Fracturen mit Callusbildungen sich darstellen, enthält die Diaphyse ganz unvermittelt Knorpelgewebe, dessen Provenienz ebenfalls bis nun unklarer Natur ist und kaum als von der Epiphyse her versprengte Knorpelreste aufzufassen sein dürfte. Endlich wäre auf die ganz abnorme Beschaffenheit des Knochenmarkes selbst hinzuweisen. Das histologische Verhalten dieser Osteoporosis congenita ist also ein so eigenthümliches und seltsames, wie wir es bei keinem anderen Knochenprocesse wieder finden. Und doch stimmt die äussere Gestalt solcher Kinder mit der bei ganz heterogenen Erkrankungen so sehr überein! Wie wenig darf uns also die Form gelten!

Bringen wir uns nun den mikroskopischen Befund und das sonstige Verhalten des Zwergskeletes wieder vor Augen, so können wir wohl kein Bedenken tragen, diese Processe als von einander ganz verschieden zu erklären; die Unterschiede erstrecken sich auf alle Elemente, aus denen das Skelet aufgebaut ist, und sind so tiefe und schwere, dass auch von einer nur graduellen Verschiedenheit nicht die Rede ein kann. Wie es weiters undenkbar ist, dass so vorgeschrittene Skeletveränderungen, wie wir sie bei der Osteosklerosis und der Osteoporosis congenita sehen, so vollkommen wieder einer normalen Configuration des Aeusseren und Inneren des Knochens Platz machen können, dass wir also von der Möglichkeit, es sei angeboren, hier ganz absehen müssen, so ist ebensowenig anzunehmen, dass erst im Verlaufe des Kindesalters jene analoge Wachsthumsstörung im Skelete dieses Individuums aufgetreten sei und es zum Zwerge gemacht hat. Auch dafür gibt der Vergleich der mikroskopischen Bilder hinlängliche Beweise; gegen die Identität mit der ersten Form spricht vor Allem der Gegensatz im Verhalten der Epiphysenknorpel und der Verknöcherungszonen, gegen die mit der zweiten wieder die wesentlich andere Beschaffenheit der Diaphysen, gegen beide aber die Uebereinstimmung des mikroskopischen Verhaltens der Epiphysenfugen des Zwerges mit denen eines gleich grossen Kindes. Beide Formen der sogenannten Rachitis foetalis haben somit gar nichts mit dieser Art von Zwergwuchs zu thun und muss man auch einen von Virchow[1]) vielleicht vermutheten Zusammenhang zwischen »fötaler Rachitis« und cretinösem Zwergwuchs trotz der cretinösen Gesichtsbildung unseres Zwerges ablehnen.

Schwieriger, als das Verhältniss zur »fötalen Rachitis«, sind die Beziehungen dieser Art von Zwergwuchs zum Cretinismus zu fixiren; der Hauptgrund hiefür ist wohl der, dass wir gegenwärtig noch gar nicht darüber einig sind, was wir eigentlich als Cretinismus bezeichnen sollen. Wenige Worte werden genügen, dies zu erweisen.

Der classische Cretinismus ist derjenige, den Klebs[2]) mit folgenden Worten sehr plastisch schildert: »Wer erinnert sich nicht, wenn er einmal Cretinen gesehen hat, des breiten, meist gutmüthig grinsenden Gesichtes mit der plumpen, tief eingezogenen Nasenwurzel, der schmal geschlitzten Augenöffnungen, der niederen, von struppigem Haar umzogenen Stirn, des von wulstigen Lippen umrahmten breitgezogenen Mundes, der faltenreichen hängenden Wangen. Ebenso charakteristisch ist. der übrige Körper; ein kurzer, dicker, durchaus nicht immer kropfiger Hals, ein plumper, vorne übergebeugter Rumpf, an dem scheinbar zu lange Arme hin und her schlottern, während die Beine beim Stehen gekrümmt, beim Gehen nachgeschleift werden. Man

---
[1]) Sein Archiv, Band 94, pag. 184.
[2]) Beobachtungen und Versuche über Cretinismus. Arch. f. Path. 2. Band, pag. 170.

kann von ihnen sagen: »geistig Kinder, körperlich Greise« [1]). Diese Schilderung kehrt in mancherlei Variationen, je nach dem Grade der geistigen und körperlichen Verunstaltung, in der reichhaltigen Literatur, die wir über diesen Gegenstand besitzen, wieder. Indess wäre es ein Irrthum, zu meinen, dass körperlicher Cretinismus stets auch an den geistigen, den man besser als Idiotismus von jenem zu scheiden sich gewöhnt hat, gebunden wäre. Klebs [2]) hat in Erkenntniss dieser Thatsache mit Recht eine Scheidung der einzelnen Formen des Cretinismus, je nach der Beschaffenheit des Skeletes, als eine für jegliches Weiterforschen auf dem Gebiete des Cretinismus zwingende Nothwendigkeit erklärt. Eine solche Scheidung verlangt aber auch die Anatomie, wenn sie dem Charakter des osteologischen Materiales, das ihr vom Cretinismus geliefert wird, Rechnung tragen will. Wir wollen daher, indem wir uns der von Klebs vorgeschlagenen Terminologie anschliessen und zwischen Cretinismus (ausgesprochene Skeletwachsthumsstörung) und Idiotismus (geistige Verkrüppelung) unterscheiden, uns natürlich nur die erste Form, den Cretinismus als Typus einer allgemeinen Wachsthumsanomalie, von welcher auch das Knochensystem betroffen ist, näher ansehen, um ihr dann die an unseren Zwergen gefundenen Verhältnisse entgegenzustellen.

Das Skelet dieser Cretinen ist im Allgemeinen ausgezeichnet durch geringe Grösse — 120 cm und darunter bis zu 150 cm — demgemäss kurze Röhrenknochen, die aber, wie die meisten übrigen Knochen, dicker sind und durch eine gewisse Rohheit in ihrer Oberflächenplastik auffallen. Dabei zeigen sie für gewöhnlich kaum ausgesprochene Verkrümmungen nach Art der rachitischen, die uns eine Zusammenstellung des Cretinismus mit Rachitis, wie es Ackermann vermuthet hatte, rechtfertigen könnte, unbeschadet natürlich der Möglichkeit einer zufälligen Combination dieser beiden Processe, wie ich es selbst an einem Skelete der Grazer pathologisch-anatomischen Sammlung[3]) zu sehen Gelegenheit hatte. Ausserdem zeigen die cretinistischen Röhrenknochen aber auch an den Epiphysen eine exquisite Wachsthumsstörung, indem diese dicker, nieder und flach sind, der Diaphyse nur als eine leicht gebogene Kuppe aufsitzen und dabei auf dem Röhrenabschnitte des Knochens mit breiter Basis aufruhen, so dass es kaum zur Ausbildung eines echten Halses kommt. Die Rollengelenke pflegen durch die kräftige Schweifung der Rollen aufzufallen. Diese Verbildungen kommen an den Knochen der Reihe nach zur Geltung und verleihen dem Skelete ein höchst charakteristisches, den Anatomen

---

[1]) Weiters kennt man aber noch endemische Formen geistiger Verkümmerung, die an Cretinismus gemahnt, die aber an hohen schlanken Körperwuchs gebunden ist, die Marons des südlichen Frankreich, sogenannt ob ihrer gesunden kastanienbraunen Hautfarbe — im Gegensatz zur bleichen Haut der Cretinen der Alpen (daher angeblich auch die Bezeichnung »Cretin« von Creta-Kreide).

[2]) Studien über die Verbreitung des Cretinismus in Oesterreich. Prag 1877.

[3]) Die Bekanntschaft dieses Skeletes verdanke ich Herrn Professor Eppinger.

lebhaft anziehendes Gepräge. Die äussere Erscheinung ist der getreue Abklatsch der Knochenbeschaffenheit und sind auch Gang und Haltung vielfach durch diese bedingt; insbesondere pflegt man den schlürfenden, »watschelnden«, schwankenden Gang mit der Abplattung der Femurköpfe und der Kürze ihrer Hälse in Verbindung zu bringen.

Das lebhafteste Interesse brachte man seit jeher dem Schädel des Cretins entgegen; an ihm suchen und finden wir in erster Linie die Characteristica für den Cretin; sein eigenthümliches Verhalten trägt aber, da wir diesem ähnliche Schädelbildungen bei anderen Knochenwachsthumsstörungen wiederfinden, auch Ursache an manchem anatomischen Missverständnisse.

Die hervorragendste Publication über den cretinistischen Schädel bleibt unstreitig die schon citirte Arbeit Virchow's: »Zur Entwicklung des Cretinismus und der Schädeldifformitäten.«[1]) Daselbst beschreibt er ein missgebildetes neugeborenes Kind, dessen Aeusseres die typische Gestalt der einen Form der Rachitis foetalis (der Osteosklerosis congenita Kundrat) besitzt, von dessen Knochen es nun heisst: Die Knochen, namentlich die Röhrenknochen der Extremitäten, sind kurz und eher etwas dünn, aber sehr hart und dicht, die Epiphysenknorpel etwas breit und dick, ohne deutliche Ossificationswucherung, die Rippen relativ dick. An der Schädelbasis aber fand Virchow, dass eine vollständige Synostose zwischen Grund- und Keilbein bestand, und dass auch der vordere und hintere Keilbeinkern ganz miteinander verschmolzen waren, indem er nur an den oberen Rand, der alten Fuge entsprechend, noch eine Andeutung eines kleinen, zwischen zwei leicht fibrösen Lagen eingeschlossenen Schaltbeins fand; dabei machte der sehr steile Clivus mit der Siebbeinebene fast einen rechten Winkel, war die Sella turcica sehr enge; am Halse lag eine Struma congenita, im Thorax eine grosse Thymus und war die Nase an der Wurzel stark eingedrückt, sehr breit und platt, ihre Spitze zusammengedrückt und abgeflacht, ihre Länge gering.

Virchow hatte in höchst scharfsinniger Weise als Ursache des Gesichtsschädeltypus der Cretinen in einer Reihe von Fällen eine Störung im Wachsthume der Schädelbasis vermuthet (der er später auch Wachsthumsstörungen an der Convexität hinzufügte), in dem genannten Kinde mit cretinistischem äusseren Habitus eine solche gefunden, nachdem ihm schon vorher durch Messungen an Schädeln Erwachsener (normaler, anderer pathologischer und cretinistischer Schädel) bekannt geworden war[2]), dass die Länge der Schädelbasis gleichsam als Abstand der Nasenwurzel von dem Foramen occipitale magnum durchschnittliche Massdifferenzen bis zu 2 cm zu Ungunsten der Cretinenschädel ergäben, und hatte er daraufhin dieses missgebildete Kind als

---
[1]) Ges. Abhandlungen pag. 969. 1856.
[2]) l. c. pag. 974.

neugeborenen Cretin erklärt, welchem Falle er später noch einen zweiten beifügte [1]). In einer weiteren Mittheilung [2]) anerkennt Virchow selbst, dass Fälle dieser Art in der Regel als Rachitis foetalis laufen. Wie schon bemerkt, hatte ich selbst Gelegenheit, eine Anzahl Fälle von fötaler Rachitis zu untersuchen und sie mit anderen beschriebenen zu vergleichen, und komme ich auf Grund dieser Studien zur folgenden Auffassung des Virchow'schen congenitalen Cretinismus.

Der dem cretinenhaften ähnliche Gesichtsausdruck und Bau findet sich in der Mehrzahl der Fälle von sogenanntem angeborenen Cretinismus; Struma und Thymusvergrösserung, Makroglossie ist bald vorhanden, bald fehlend. Die Extremitäten, der äussere Habitus bieten keinerlei Gewähr dafür, welcher Art die Wachsthumsstörung ist. Die Knochenveränderungen gruppiren sich in der oben angedeuteten Weise.

Die Schädelbasis zeigt hiebei rücksichtlich der fraglichen Knochen und Fugen wechselnde Verhältnisse. Ich sah Fehlen der Fissura intersphenoidalis, theilweisen Verschluss der spheno-basilaren Fuge, endlich Offensein beider dieser Fugen, wie auch anderer basaler Nähte; in anderen Fällen auffallend weite Fugen mit sehr reichlich zwischengelagerten Knorpelplatten; endlich ein vollständiges Ueberwiegen der Knorpelsubstanz über die knöcherne, und zwar in der Weise, dass z. B. das Keilbein fast nur aus einer Knorpelmasse bestand, während sich nur von unten her ein niedriger kleiner Knochenkern erhob und so eine Andeutung der beiden Knorpelfugen markirte; ja an einem Specimen solcher Missbildung, die durch ein ganz besonderes Missverhältniss zwischen dem in gewöhnlicher (Neugeborenen-) Grösse vorhandenen Schädel und Rumpf und den auffallend kleinen Extremitäten ausgezeichnet war, dabei gut ossificirte Diaphysen, kräftig ausgebildete Schädelknochen besass und von einer so typischen cretinistischen Gesichtsbildung war, dass es in dieser Hinsicht dem Virchow'schen »angebornen Cretin« absolut glich, fand sich nur eine eben sichtbare dünne kurze Knochenspange als Grundbein, ein kaum kanfkorngrosser hinterer Keilbeinknochenkern, während alles Andere durch weiche Knorpelmasse ersetzt war; dabei war die Schädelbasis i. e. Keil-, Siebund Grundbein auch sehr schmal. Weiters konnte ich den von Langer [3]) beschriebenen Kindesschädel untersuchen, dessen Befund der basilaren Synostose im Keilbein, das unvollkommene Schwinden des Knorpels der Fiss. sphenobasilaris und der Synostose der 5 Theile des Os occipitale bestätigen und constatiren, dass der Schädel zweifellos einem Kinde mit sogenannter Rachitis foetalis angehöre. Ich könnte ausser diesen noch auf andere Fälle mit prä-

---

[1]) Virch. Arch. 13. Band, pag. 353.
[2]) Virch. Arch. 94. Band, pag. 184.
[3]) Synostose der Sphenoidal- und Occipitalfugen bei einem Neugebornen. Zeitschrift der k. k. Gesellsch. der Aerzte in Wien, 1860, 1. Band, 5. Heft.

maturen Synostosen hinweisen, so den der Mary Smith [1], der durch ausgebreitete Synostosen zwischen Grundbein, Part. condyloid., Squama occip., Oss. pariet. und Oss temp. ausgezeichnet ist, den von Grawitz [2] mit nur halbseitigem Verschlusse der Fissura spheno-occipitalis, dazu noch bemerkend, dass Urtel's [3] Untersuchung mir etwas zu unbestimmt scheint, sowie dass die Vermuthung Stilling's [4]), dass die sklerotische Form der Rachitis foetalis nur durch Synostose complicirt sei, zu eng gegriffen ist, wie aus meinen ganz kurzen Notizen [5]) hervorgeht.

Schidlowsky [6]) sah vollkommene Synostose des Grund- und Keilbeines, Blau [7]) Synostose der beiden Keilbeinkerne u. s. f.

Wir müssen aus alledem den Schluss ziehen, dass die prämature Synostose des Keil- oder Grundbeines bei Kindern mit äusserlich cretinistischem Habitus nicht die einzige Ursache für den letzteren abgibt; die Synostose kann sich ausser auf die genannten auch auf die übrigen Nähte der Schädelbasis erstrecken; die ganz gleiche cretinistische Gesichts- und Körperbildung kann auch ohne Nahtverschliessung, bei einem sozusagen entgegengesetzten (mechanisch, aber analog wirksamen) Zustande der basalen Fugen nebst gleichzeitiger Kleinheit, Verkümmerung, ja Fehlen der Kerne für die Körper der drei Schädelwirbel angetroffen werden. **Es ist also nicht die Art des Processes das Wesentliche an der Stenose der Schädelbasis; diese ist nur ein Symptom eines mechanischen Effectes, welchen gewisse Wachsthumsstörungen zu erzielen im Stande sind.**

Die Verschiedenheit der Processe, die hier mit ähnlichem Resultate thätig sein können, ist geeignet, unsere Zweifel bezüglich der cretinistischen Natur desselben noch weiterhin zu bestärken. Unter dieser Bedingung können wir Virchow [8]) beistimmen, dessen logische Beurtheilung voraussah, dass möglicherweise in manchen Fällen nur ein geringes Wachsthum der Knochen durch unvollkommene Entwicklung ossificationsfähiger Lagen aus dem Bindegewebe und Knorpel der Nähte und Synchondrosen stattfinden mag, in ähnlicher Weise, wie die Kürze des Rumpfes und der Extremitäten wesentlich auf mangelhaftem Knorpelwachsthum beruht.

---

[1]) Ueber Rachitis foet. Jahrbuch f. Kinderheilk. 15. Band, 1880, pag. 79.

[2]) Foetus mit cretinistischer Wachsthumsstörung des Schädels und der Skeletknochen. Virch. Arch. 100. Band, pag. 256.

[3]) Ueber Rachitis congenita. Diss. Halle. 1873.

[4]) Osteogenesis imperfecta. Virch. Arch. 115. Band, pag. 357.

[5]) Ich gehe auf die interessante Frage der »Rachitis foetalis« nicht näher ein, einerseits da sie, als nicht zu meinem engen Thema gehörend, mich zu weit ab führen würde, andererseits, da sie den Gegenstand umfassender Untersuchungen von anderer Seite bilden wird.

[6]) Ueber sogen. föt. Rach. Diss. Erlangen 1885.

[7]) Ueber sogen. föt. Rach. Diss. Berlin 1889.

[8]) Ges. Abh. pag. 995.

Wir haben es bei unserem Zwerg aber auch nicht mit einem nach der Geburt aufgetretenen Cretinismus zu thun. Cretinistisch geartete Individuen besitzen diesen Typus von Lebenszeit an oder acquiriren ihn innerhalb der ersten Lebensperioden; er tritt schon in den ersten Lebensjahren immer deutlicher heraus und verleiht dem Kinde das bekannte Aussehen. Erinnern wir uns des Cretinenskeletes, so muss uns die wesentliche Verschiedenheit im Aussehen bald auch von einer solchen der Processe selbst überzeugen.

Der einzige Einwurf, den die niedrigen Epiphysen, die flachen Femurköpfe zu gestatten scheinen, wird aber auch alsbald gegenstandslos, wenn wir nur die Thatsache festhalten, dass wir es hier mit einem im Wachsthum plötzlich stehen gebliebenen Individuum zu thun haben, bei dem der Ossificationsprocess nicht zu Ende gekommen ist; was aber dort in Folge Stehenbleibens des Wachsthums geschehen ist, war hier Folge eines beschleunigten Verknöcherungsprocesses. Wir kennen eine grosse Anzahl von Cretinenskeleten, es findet sich aber nicht eines darunter, welches durch das Offenstehen der Epiphysenfugen ausgezeichnet wäre. Virchow selbst betont für den Cretinismus einen beschleunigten Ablauf der Ossification. His[1]) hat ein Skelet beschrieben und ob seiner Gesichtsbildung dem Cretinismus zugewiesen. Dass letzteres Argument nicht beweisend ist, wurde theilweise schon erläutert. Dass auch die Körperknochen dem cretinistischen Typus nicht entsprechen, geht aus His' eigener Beschreibung hervor, da er den schönen Bau der Knochen ausdrücklich erwähnt und ihren juvenilen Charakter betont, entgegengesetzt dem Cretin, dessen massige Knochen auch dem jungen Skelete den Schein des Alters verleihen.

Ist nun das übrige Skelet unseres Zwerges nichts weniger als cretinistisch, so haben wir ebensowenig den Schädel, trotz seiner cretinistischen Physiognomie als einen Beweis für vorhandenen Cretinismus anzusehen; ja wir werden finden, dass derselbe unter den gegebenen Umständen so werden musste.

Das Hirnschädelgehäuse entspricht in seinen Massen zum Theile, wie es aus der pag. 11 zusammengestellten Tabelle hervorgeht, dem eines in der Körperlänge gleich grossen (fast 7jährigen) Kindes, in anderen hingegen gar nicht.

	Zwerg	7jähr. Kind
Grösste Länge	176	170 *mm*
Grösste Höhe über der Horizontalen	133	130 »
Grösste Breite	142	138 »
Längsumfang	506	499 »
Längenbreitenindex	80·6	

---

[1]) l. c. Ich habe seither das Skelet in Basel gesehen und mich von der Berechtigung meiner Vermuthung überzeugt.

Abstände	Zwerg	7jähr. Kind
Abstand der Spina nas. ant. vom Foramen occip. magn. (bx)	84	78 mm
» » Nasenwurzel vom Foramen occip. magn. (nb)	87	84 »
» » Nasenwurzel vom Tuberc. ephippii . . .	53	51 »
» des For. magn. vom Tuberc. ephippii . .	37	39 »
» der Nasenwurzel von der Fiss. spheno-occip. . .	69	63 »
» » Nasenwurzel von der Spina nas. ant. (nx)	40	43 »

Setzt man die Schädelgrundlinie (nb) = 100, so stellt sich dann folgendes Verhältniss heraus:

	bx	nx
Zwerg Mikolajek	96·5	45·9
(ich bereche für den His'schen Zwerg	95·6	46·6
Kind	92·8	51·2 [1])
Erwachsener orthognather Schädel [2])	93·8	59·9
Erwachsener opisthognather Schädel . .	90·9	58·0
Erwachsener prognather Schädel . . .	96·3	55·2

oder mit anderen Worten: der Schädel des Zwerges ist prognath nicht nur durch Verlängerung der Gesichtsseitenfläche (Oberkiefer), sondern noch viel mehr durch Verkürzung der Linie nx, der Nasenhöhe. Am Kinde stellt sich das Verhältniss schon ganz anders dar, indem bei demselben die Länge des Oberkiefers gegen die der Schädelbasis zurücktritt, dagegen die Nasenhöhe steigt. Der Zwergschädel ist also, könnte man sagen, mit einer Gaumenlinie gewachsen. Nehmen wir nun gleichzeitig Rücksicht auf die anderen Entfernungen, die für die Entwicklung der Prognathie von Bedeutung sind, so finden wir, dass im His'schen Schädel dem grösseren Abstande des Foramen occip. magn. vom Tub. ephipp. des Kindes der kleinere Abstand der Nasenwurzel vom Tub. ephipp. entspricht, ein Verhältniss, das sich der von Welcker[3]) gegebenen Erklärung der Prognathie bestens anschliesst. Es sei gestattet, hier noch auf das eigenthümliche Verhältniss des Zwergkiefers zum kindlichen Kiefer, das wohl in jenen Zahlen bereits einen Ausdruck gefunden hat, speciell hinzuweisen.

Es beträgt nämlich der Oberkieferbogenumfang (von einem Proc. pterygoideus zum anderen gemessen) beim Kinde 110, beim Zwerge 134, an einem Erwachsenen 146 mm, weiters die mediane Länge des Gaumendaches sammt Zwischenkiefer am Kinde 36, beim Zwerge 46, an einem Erwachsenen 47 mm, hingegen der grösste quere Abstand des Oberkieferbogens beim Kinde 54, beim Zwerge 56, am Erwachsenen aber 61 mm, oder mit anderen Worten: Der Oberkiefer des Zwerges hat eine Vergrösserung erfahren, die ausschliesslich als eine

---

[1]) Bei Welcker finden sich als gleich berechnete relative Werthe bei Kindern zwischen 6 bis 15 Jahren bx 93·0, nx 52·5.

[2]) Welcker, Untersuchungen über Wachsthum und Bau des menschlichen Schädels. 1862.

[3]) l. c.

Paltauf, Zwergwuchs.

Verlängerung desselben aufzufassen ist, hingegen sozusagen keine Verbreiterung. Die Prognathie ist vorzüglich am Oberkiefer, nicht im Aufbaue des ganzen Schädels zum Ausdruck gekommen. Deshalb finden wir auch jenes von Welcker[1]) constatirte Verhältniss hier nicht, nach welchem Opisthognathie vorzugsweise mit Brachycephalie und Prognathie mit Dolichocephalie zusammentreffen, da ja der Zwergschädel einen Längenbreitenindex von 80·6 besitzt und somit schon bei dem der Brachycephalen steht. Die Verlängerung des Oberkiefers ist eine directe Folge des Zahnwuchses und wäre eine noch bedeutendere geworden, wenn das Gebiss zur vollständigen Ausbildung gekommen wäre.

Das Ausbleiben der Verbreiterung des Oberkiefers erscheint uns aber wieder interessant, wenn wir die weitere Ausbildung des Gesichtsskeletes in Betracht ziehen. Man findet:

Länge der Hirnschale (nach Welcker) 176 mm.
Länge des Gesichtsschädels (nach Zuckerkandl[2]) 95 mm.
Gesichtsbreite 120 mm.
Differenz beider Masse 25 mm.

Zuckerkandl fand für ein 7jähriges Kind folgende Zahlen:

	Länge des Gesichtsschädels	Breite	Differenz beider Masse
	94	107 mm	13 mm
ich	93	105 »	12 »

Schädelindex 79·4, Gesichtsindex 126·31.

Die Gesichtsbreite nach Zuckerkandl stellt sich wie folgt:

	Zwerg	7jähr. Kind
Erste Gesichtsbreite . . .	86	83 mm
Zweite » . . .	120	119 »
Dritte » . . .	120	122 »
Erste Stirnbreite	99	80 »
Zweite »	101	92 »
Dritte »	118	116 »

Die Stirnregion ist also vorherrschend breit, was wohl mit der Persistenz der Stirnnaht in Zusammenhang stehen dürfte.

Endlich finden wir in einem Vergleich der Höhen der einzelnen Regionen des Gesichtes einen neuerlichen Ausdruck für dessen eigenthümliche Entwicklung.

	Höhe				
	d. Gesichtes	d. Nase	d. Mundregion	d. Zwischenkief.	d. Unterkief.
Zwerg	95	40	56	15	26 mm
7jähr. Kind (eigene Messung)	93	43	49	15	25 »
7jähr. Kind (Zuckerkandl)	94	44	50		

---

[1]) l. c.
[2]) Zur Morphologie des Gesichtsschädels, 1877.

	Nasenhöhe orbitaler Theil	infraorbitaler	Orbitalhöhe Stirn	Oberkiefer- Antheil
Zwerg	26	14	9	22 mm
7jähr. Kind (eigene Messung)	27	16	13	22 »
7jähr. Kind (Zuckerkandl)	25	16	10	20 »

Das Gesichtsskelet des Zwerges ist also gleichmässiger breit ausgebaut, hingegen bleibt die Nasenhöhe zurück, ebenso auch die Orbitalhöhe, diese natürlich im Bereich des Stirnantheiles. Virchow hat, wie schon erwähnt, an einer Anzahl von Schädeln, die von Cretinen und Geisteskranken herrührten, eine bemerkenswerthe Verkürzung der Wirbelgrundlage gefunden. Wir haben also auch in dieser Hinsicht unseren Schädel zu prüfen.

	Zwerg	7j. Kind	Erwachsener n. Welcker	His' Zwerg (von mir ber.)
Entfernung der Nasenwurzel vom For. occip. magn. (nb)	87	84	100	92 mm
Grösste Schädellänge	176	170	180	(173?) »
Nasenwurzel — kleine Fontanelle	165	162		
Bogen von der Nasenwurzel zur vorderen Peripherie des For. occip. magn. (Linie n c l b Welcker)	397	389	406	401 »
Abstand der Spitzen der Proc. mastoidei (mm)	104	92	108	124 »

Daraus ergeben sich folgende relative Werthe für die Schädelbasis:

	Zwerg	7j. Kind	Erwachsener n. Welcker	His' Zwerg (von mir ber.)
Bei Scheitelbogen 100 ist die Schädelbasis n b	21·9	21·7	25·0	22·9 mm
Bei Schädellänge 100 ist die Schädelbasis n b	49·4	49·4	55·5	53·1 »
				(in maximo)
Bei Schädelbasis 100 ist die Breite (m m)	119·5	109·5	108·0	134·7 »
Bei Schädellänge 100 ist die Linie m m .	59·0	54·1	60·0	71·6 »
				(in maximo)

Die Schädelbasis des Zwerges ist also sehr kurz, im Verhältniss zur Entwicklung des Schädelgehäuses auch wie die des Kindes zu kurz, mit dessen Skelet sich auch sonst zahlreiche Uebereinstimmungen finden; hingegen steht der Zwerg im Länge-Breiteverhältniss dem Erwachsenen sehr nahe und übertrifft den Schädel des Erwachsenen und des Kindes weit im Verhältniss der Breite zur Basis. Es ergibt sich daraus die bedeutsame Thatsache, dass die Schädelbasis (i. e. die Fiss. spheno-occipitalis) ihr Wachsthum eingestellt hat, dass aber die häutig präformirten Knochen des Schädels in demselben weiter geschritten sind und in sich eine normale Beendigung ihres Wachsthums sowohl in ihrer Grösse als ihrer Textur erlangt haben. Hievon macht auch das Gesichtsskelet insoferne keine Ausnahme, als das spätere Wachsthum desselben ein fast ausschliesslich durch das Periost besorgtes ist, welchem ja auch die Oberflächenveränderungen an diesen Knochen zuzuschreiben sind. (Dieser Gegensatz im Wachsthum der knorpeligen und der häutig vorgebildeten Knochen ist uns bereits einmal entgegengetreten, und zwar bei jenen Fällen von »fötaler Rachitis«, bei denen sich eine mangelhafte Entwicklung des Körperskeletes, auch eine der Basis, neben wohl ausgewachsenen Schädeldeckknochen findet.)

Ein weiteres Resultat ist, dass die Breite der Schädelbasis eine Compensation für die geringe Länge eingegangen hat. Es entsteht nun wieder die Frage, ob diese Compensirung durch peripheres Wachsthum der Knochen der Basis oder ob sie durch Abflachung insbesondere der Schläfebeine zu Stande gekommen ist.

Die Messungen am Schädel lassen uns darüber Folgendes erkennen: Das Os basil. ist schmäler als am Kinde, der quere Abstand der Keilbeinflügel ist schon an den vorderen Spitzen grösser als der am Kinde (die Stirnbreite ist es gleichfalls), nimmt nach hinten noch zu, die Differenz beträgt an den hinteren Angulis 6 *mm*. Die Felsenbeinpyramiden lassen keine Massdifferenz erkennen; dagegen ist aber an das Klaffen der basilaren Fugen zu erinnern, welche entlang dem innersten Theile der Pyramide jederseits auf 3 bis 4 *mm* Weite vom Grundbein offen sind und sich erst jenseits der Furche für den Sinus sigmoideus an dem Uebergange in die Lambdanaht verlieren. Ausserdem bemerkt man, dass die Felsenbeinpyramiden im Verhältniss zur Niveauhöhe, die sie sonst den anderen Knochen der Schädelbasis gegenüber einnehmen, tiefer gestellt erscheinen und dass die Schädelgruben, welche nicht länger sind als die am kindlichen Schädel, etwas seichter zu sein scheinen. Es kann somit nicht zweifelhaft sein, dass die grössere Breite der Basis ihre Entstehung einem Auswärtsbiegen der Knochen, insbesondere der Schläfeschuppen verdankt, wobei die Fugen, welche dasselbe an der Basis mit den übrigen Knochen verbinden, erweitert, aber in Folge des Stehenbleibens des Knochenwachsthums nicht mehr mit Knochensubstanz, sondern nur durch Band- und Knorpelmasse ausgefüllt wurden. Diese Mechanik der Schädelverbreiterung findet ihren Ausdruck noch in der Beschaffenheit der Schuppennaht, von welcher bereits oben angegeben wurde, dass sie über das Planum temporale vorragt und auch ein Mitgehen des Randes des Os parietale erzeugt hat; es ist auch dieses Vortreten der Schläfeschuppe nicht zu identificiren mit den Vorbauchungen der Schläfegegend bei Hydrops der Seitenhörner des Gehirns.

Ein gewisser Zusammenhang mit der Stenose der Schädelbasis dürfte auch der Vorwölbung der Occipitalschuppe zuzuschreiben sein, der allein auch die grössere Länge des Schädels entspringt, indem die Nasenwurzel-Hinterhauptsschuppendistanz 17·6, die von der Nasenwurzel zur kleinen Fontanelle nur 16·5 cm beträgt, somit eine Differenz von 11 mm ergibt, während sie sonst nur wenige Millimeter zu betragen pflegt.

Nach dem, was wir nun aus dem Baue und den Proportionen des Zwergschädels ersehen haben, kann eine theilweise Richtigkeit der Welckerschen [1]) Ansicht über den Zwergschädel gegenüber der Lehre Ecker's [2]), wenigstens in Rücksicht auf den Zwerg Mikolajek, nicht zweifelhaft sein. Ecker bemerkt epikritisch über einen Zwerg: »Die Proportionen des Körpers sind ebenfalls kindliche, die relative Grösse des Kopfes, die im Verhältniss zu den Extremitäten beträchtliche Länge des Rumpfes .... sind Verhältnisse, wie sie in früherem Alter normal sind, und wir können daher den Kleinen als bezüglich der Totalhöhe und der Proportionen des Körpers auf der Stufe eines fünfjährigen Knaben stehen geblieben betrachten.« Welcker entgegnet: »Der Zwerg ist nicht das in den normalen Körperformen eines bestimmten Lebensalters stehen gebliebene Geschöpf, sondern es besitzt derselbe, wenn ich so sagen darf, »einen alten Kopf« bei zurückgebliebenem Wuchse der Glieder. Der Zwerg wird immer einen grösseren Kopf besitzen als das normale Kind von gleicher und selbst etwas höherer Körpergrösse.« Dass ich gesagt habe »theilweise Richtigkeit«, wird nach den obigen Auseinandersetzungen ohne Weiteres ziemlich einleuchtend sein. Der Schädel des Zwerges ist nämlich in Bezug auf die Anlage seiner Basis zweifellos Zwergschädel geblieben, und zeigt die Basis die (vorzüglich nur am Skelete nachweisbaren) Zwergverhältnisse, wie sie das Skelet sonst besitzt. Auch der Gesichtsschädel ist theilweise zwerghaft geblieben und zwar im Bereiche jenes Gebietes, das in seiner Entwicklung von der Schädelbasis besonders beherrscht wird, im Nasenoberkiefertheile (vgl. die Messungen oben); hingegen hat der Schädel die zwerghaften Formen und Masse an gewissen Stellen und aus bestimmten Gründen verloren. [3]) Der Unterkiefer folgte dank der langen, gewiss nicht beschäftigungslosen Functionszeit dem Typus des Erwachsenen rücksichtlich seiner Oberfläche und der durch die Zähne und die Muskelwirkung bedingten Veränderungen; der Oberkiefer verlängerte sich, da das Zahnwachsthum Raum bedurfte; der Hirnschädel endlich zeigt nachweisbare Längs- und Breiten- und auch Höhenzunahme, die zumindest, was die erstere und zweite angeht, als Compensationswachsthum aufzufassen ist. Ich glaube somit die Gestaltung des Zwergschädels dahin auffassen zu müssen,

---

[1]) l. c. pag. 33.
[2]) A. Ecker. Vergleichung der Körperproportionen zweier Personen von ungewöhnlicher Körpergrösse. Berichte über die Verhandlungen der Naturf.-Gesellsch. in Freiburg i. B. 1862, Band II. pag. 379.
[3]) Schaaffhausen und His constatiren das Ueberwiegen des Hirn- über den Gesichtsschädel, ohne diesen Verhältnissen und deren Ursache weiters nachzugehen.

dass derselbe in seiner Basis Zwerg geblieben ist, in den anderen Massen aber in Folge des harmonischen Wachsthums von Hirn und Hirnschädel eine Vergrösserung erfahren hat, die durch ein compensatorisches Plus natürlich gesteigert werden kann. Die am Gesichtsschädel gefundenen unzwergmässigen Knochenveränderungen haben mit Knorpelwachsthum nichts zu thun, sondern sind lediglich auf periostale Resorption und Apposition zurückzuführen, die ja, wie es schon aus der Skeletbeschreibung erkenntlich gewesen sein dürfte, keine Einstellung ihrer Thätigkeit erfahren hat.

Vergleichshalber seien hier einige Messungen an Schädeln von Zwergen und von normalen kindlichen und erwachsenen Individuen, rücksichtlich der Körperlänge und nach dieser geordnet, angeführt:

	Beobachter	Alter	a Kopfhöhe[1])	b Körperlänge	a:b = 1:
Neugeborner Knabe	Zeising	—	120	480	4·00
Knabe, normal	Welcker	14 Mon.	171	746	4·36
Zwerg »Pauline« aus der Nähe von Berlin	derselbe	17 Jahre	183	933	5·10
Zwerg »Jacob Fischer« aus der Rheinpfalz	Ecker	20 »	175	1005	5·74
Zwerg »Admiral Piccolomini« aus Breslau	Welcker	30 »	187	1030	5·51
Knabe, normal	derselbe	5½ »	179	1051	5·87
Mädchen normal	derselbe	5½ »	166	1058	6·37
Zwerg »Mikolajek« aus Andrichau	A. Paltauf	49 »	193	1110	5·75
Knabe, normal	A. Paltauf	7 »	189	1120	5·92
Mädchen, normal	Welcker	6¾ »	168·	1131	6·73
Zwerg, (Cretin?)	W. His	58 »	200	1200	6·00
Knabe, normal	Welcker	7 »	199	1220	6·13
Jüngling, normal	derselbe	16 »	219	1703	7·78
Mann, normal	derselbe	40 »	226	1708	7·51

Die geringere Percentzahl Mikolajek's ist theils durch die Schädelvergrösserung, mehr noch durch die Prognathie, die Mächtigkeit des Unterkiefers und die Höhe der Zähne bedingt.

Die Frage nach den Wachsthumsproportionen der grossen und kleinen Menschen ist dermalen wohl als eine erledigte zu betrachten. Es sollen hier nur einige der wichtigsten Körpermasse des Zwerges in ihrem gegenseitigen Verhalten und im Vergleiche zum normalen Körperwachsthum und zu dem einiger anderer Zwerge zusammengestellt werden. Von dem naheliegenden Ausblicke und Vergleich mit dem Wachsthum des Riesenskeletes sehe ich ab und verweise ich diesbezüglich auf Langer's umfassende Studien.

---

[1]) Abstand des Scheitels von einer das Kinn treffenden Horizontalen.

	Zwerg Mikolajek Skelet-Masse		General Mite[1]		Jacob Fischer[2]		Mann[3] 160 cm	His' Fall[4]	
	mm	°/₀ der Länge 100	mm	°/₀ der Länge 100	mm	°/₀ der Länge 100	°/₀	mm	°/₀ der Länge 100
Gesammtlänge	1110	—	824	—	1005	—	—	1200	—
Kopfhöhe	193	17·4	—	—	175	17·4	13·0	200	16·6
Kopfbreite	142	12·8	115	13·9	155	15·4	9·7	—	—
Kopflänge	176	15·8	145	17·6	173	17.2	12·0	—	—
Kopfumfang	506	45·5	420	50·9	510	50·7	—	500	41·6
Armlänge	480	43·2	320	38·8	390	38·8	44·1	600	50·0
Oberarmlänge	208	18·7	110	13·3	160	15·9	17·3	240	20·0
Vorderarmlänge	157	14·1	110	13·3	150	14·9	15·7	210	17·5
Handlänge	115	10·3	100	12·1	108	10·7	11·1	150	12·5
Ganze Beinlänge	575	51·8	415	50·3	450	44·7	51·2	680	56·6
Oberschenkellänge	290	26·1	215	26·1	195	19·4	24·1	310	25·8
Unterschenkellänge	250	22·5	158	19·1	220	21·8	24·1	370[5]	—
Fusslänge	165	14·8	115	13·8	146	14·5	16·4	185	15·4
Fusshöhe (vom Knöchel zur Sohle)	4·5	4·0	4·2	5·1	35	3·4	3·0	—	—

Die Tabelle ergibt, dass die Proportionen bei verschiedenen Zwergen absolut nicht gleiche sind; General Mite hat einen zu grossen Kopf und hohen langen Fuss, einen kurzen Arm und eine grössere Hand. Jacob Fischer auch einen leicht vergrösserten Kopf (mehr als Mikolajek), kurze Arme und kurze Beine (weshalb seine Körpermitte höher nach aufwärts zu liegen kam, wie Ecker angibt), dagegen auch einen grossen Fuss, wie er bei Zwergen öfters erwähnt wird. Es leuchtet aus diesen wenigen Beispielen schon genügend hervor, dass die Zwerge meist ungleichmässig gebaut sind, sowie dass der Zwerg Mikolajek einer der regelmässigst gebauten Zwerge ist, die wir kennen. Die Verwerthung anderer Zwerge, wie z. B. des von Arendes[6] beschriebenen, des von Virchow[7] demonstrirten (wie er selbst erklärte), des Falles Langer[8] und Anderer, ist, da sie zweifellose Rachitiker gewesen, nur von wenig Interesse.

Eine praktisch bedeutsame Folgerung, welche die Thatsache, dass die die verschiedenen Körpertheile der Zwerge nicht ebenmässig ausgebildet zu sein pflegen, mit sich bringt, gedenke ich unten bei der Verwerthung meiner Resultate vom gerichtsärztlichen Standpunkte noch zu erwähnen.

---

[1]) Ranke, A. f. Anthropologie. XVI. Bd. 229.
[2]) Ecker, l. c.
[3]) Aus Langer'schen Massen.
[4]) l. c.
[5]) His gibt an: Oberschenkellänge 310, Unterschenkellänge 370, Femur (Troch. Condyl.) 310, Tibia (— Sprunggelenk) 250.
[6]) Ueber Zwergbildung, Göttingen, Diss. 1886. Helmstedt.
[7]) Z. f. Ethnol. XV. Bd. pag. 306.
[8]) Berl. kl. Wochenschr. XX. Bd. pag. 753.

Nachdem wir nun das anatomische und das histologische Verhalten unseres Zwerges, ferner die Verhältnisse der übrigen Fälle, soweit als es die bezüglichen Mittheilungen ermöglichen, kennen gelernt haben, wollen wir uns den beiden Fragen, die wir oben aufgeworfen haben, wieder zuwenden, indem wir gleichzeitig constatiren, dass die zweite derselben meritorisch bereits ihre Erledigung gefunden hat: wir kennen keine Skeletwachsthumsstörung, in welche wir diese Form von Zwergwuchs einzuordnen berechtigt sind.

Haben wir also diese Gattung von Zwergen als eine Species von Nanosomie sui generis aufzufassen? Ich glaube, ja.

Ihr Charakteristicum liegt in einem Stehenbleiben — die Ursache hiefür ist uns dermalen unbekannt — der Knochenentwicklung auf irgend einer Stufe des Bildungsalters. Bei fortdauerndem Leben des Individuums stellt sich eine Reihe von Veränderungen ein, welche aber mit dem Zwergwuchs als solchem in sehr wechselnd causalem Zusammenhange stehen. Die geistige Entwicklung des Individuums, sowie auch die Lebensweise sind vielfach für den Ausfall der secundären Veränderungen massgebend.

Mit dieser Auffassung allein ist das Verhalten des Skeletes in Einklang zu bringen. Wie man sich erinnern wird, entspricht die Skeletanlage im Allgemeinen einem Alterstypus der menschlichen Körperentwicklung; eine Reihe von unterscheidenden Momenten, wie die veränderte Oberflächenbeschaffenheit, die Knorpelbildungen, die ganz unverhältnissmässige Verdickung und Vergrösserung der Epiphysenkerne an einzelnen Condylen u. s. w., gehören aber in die Classe der secundären, auf physiologischem Wege zu Stande gekommenen, aber der Grösse des Skeletes nicht entsprechenden Veränderungen.

Hiermit stimmt auch der mikroskopische Befund überein. Die Knorpelfugen haben ihr Wachsthum nicht vollendet, ihre Wachsthumsmatrix ist nicht erschöpft. Dies geht am deutlichsten aus dem Vergleiche mit einer Knorpelfuge eines etwa 18jährigen Individuums hervor; hier besteht sie aus nur mehr niederen Reihen von Knorpelzellen, während die mittlere Schicht kleinzelligen Knorpels, die Matrix, vollständig fehlt, da sie bereits ganz aufgebraucht worden ist; ein Blick auf eine solche Knorpelleiste lässt die Nähe des Wachsthumsabschlusses sicher vorhersagen. Die Verkalkungen, die Zerfaserungen, die Spaltbildungen u. s. w. sind Altersveränderungen, wie wir sie von anderen Knorpeln her zur Genüge kennen. Auffallend ist hingegen an der Epiphyse zweierlei und für die Beurtheilung des Zwergwuchses nicht gleichgiltig. Wollen wir die sogenannte Verknöcherungslinie durch unsere Knorpelfuge ziehen, so fällt sie eben in die Ansatzlinie des Kalkknorpelbesatzes unserer Abbildung, die Linie, in welcher die hellgraue und die schwarzgraue Intercellularsubstanz aneinander treten.

An den in normaler Ossification befindlichen Knochen finden sich nun jenseits dieser Linie gegen die Diaphyse zu (die Epiphysenseite spielt in beiden Fällen keine wesentliche Rolle) nur die bekannten Reste von Knorpelgrundsubstanz, an welche der Knochen angelagert wird und welche fast zellfrei sind. Hier aber sind ganze Reihen von Knorpelzellen, abwechselnd mit ausgeschmolzenen Buchten und Lacunen, sowie reichliche Mengen von Knorpelgrundsubstanz stehen geblieben; nach der anderen Seite zu finden sich Knorpelzellreihen, die ganz unvermuthet in den kleinzelligen Knorpel übergehen. Wir bekommen also den Eindruck, als ob hier der zwischen Knochenmark und Knorpel sich abspielende Process erst eine Störung — daher die unregelmässig buchtig-zackige Grenze — endlich eine vollkommene Einstellung erfahren hätte, während die Knorpelzellen hinter der Ossificationszone sich noch durch kurze Zeit weiter entwickelt und erst dann, da sie nicht verbraucht wurden, auch selbst ihr Wachsthum eingestellt hätten; ein Theil derselben verfiel der Verkalkung, ein anderer ging zu Grunde, wie es am besten z. B. an der Trochanter-Epiphyse zu sehen ist (aber auch an unserer Abbildung bei Ack.); ein anderer Theil erhält sich hingegen lebensfähig. Ich darf dies ohne Scheu behaupten, denn es steht uns eine Thatsache beweisend zur Verfügung, die nur auf diese Weise erklärt werden kann: die Thatsache nämlich, dass es Zwerge gibt, welche in einem vorgeschrittenen Lebensalter, zu einer Zeit, in welcher der normale Mensch schon längst seinen ganzen Wachsthumsgang durchlaufen hat, plötzlich zu wachsen fortfahren, wie es uns über zwei historisch berühmte Zwerge überliefert wird.

Geoffroy Saint Hilaire[1]) erzählt vom englischen Zwerge Jeffery Hudson, geboren 1549, dass derselbe mit 18 Jahren 18 englische Zoll hoch gewesen sei; er blieb durch eine Reihe von Jahren in dieser Grösse, aber mit 30 Jahren begann er wieder zu wachsen und war nach kurzer Zeit 3' 9" hoch; er starb im Jahre 1582 als Capitän der englischen Armee, als welcher er durch lange Zeit am Hofe der Königin Maria gelebt hatte.

Der andere ist der kleine polnische Edelmann Borwilawski, Eigenthum einer Gräfin Humieska, ein ebenmässig gebauter Zwerg von sehr ausgebildeten geistigen Fähigkeiten;[2]) er vermählte sich mit 22 Jahren und hatte mehrere Kinder, die sämmtlich von normalem Körperwuchse waren; er erreichte ein vorgeschrittenes Alter. »Dans sa vieillesse, sa taille a pris« berichtet Saint Hilaire weiter, »en peu de temps un accroissement très-marqué, fait analogue à celui que j'ái déjà cité pour Jeffery Hudson, mais plus curieux encore à cause de l'époque beaucoup plus tardive à laquelle cette sorte de revolution s'est operée chez Borwilawski.« Zwei seiner Geschwister, ein Bruder und die jüngste

---

[1]) Histoire générale et particulière des anomalies de l'organisation. Bruxelles 1837.
[2]) Geoffroy St. Hilaire, pag. 93.

Schwester, waren auch Zwerge, die »soient devenus par suite bien proportionnées et d'une figure agréable«. (Borwilawski hat eine von sich selbst geschriebene Biographie hinterlassen.)[1]

Kehren wir nach dieser kleinen historischen Abschweifung wieder zu dem uns beschäftigenden Punkte zurück, so haben wir also festzuhalten, dass die Proportionen der einzelnen Körpertheile der Zwerge nicht regelmässige sind, sie entsprechen unter Zulassung mehrfacher Schwankungen am ehesten dem Typus eines ungefähr gleich grossen Kinderskeletes.

Unter den angeführten Gesichtspunkten erscheint es somit auch als unpassend, ein derartiges Zwergskelet dem Skelete der Erwachsenen gegenüberzustellen; will man schon essentielle Vergleiche anstellen, so kommt eine innere sachliche Berechtigung nur dem Vergleiche mit dem Skelete eines annähernd gleichgrossen Kindes zu.

Wenn wir diesen Zwergwuchs als Typus auffassen und in das oben benützte Schema einordnen wollten, so würde er rücksichtlich seiner äusseren Form in der letzten Kategorie desselben seinen Platz finden müssen. Wollen wir aber der vermuthlichen inneren Wesenheit dieser Wachsthumsstörung durch die Stellung im Schema Ausdruck geben, so empfiehlt es sich, dasselbe etwas umzugestalten. Wir kommen dann zu einer Eintheilung des Kleinwuchses, wie sie Kundrat[2] vorschlägt, in welcher er zwei Kategorien von Zwergwuchs unterscheidet, und zwar eine als lediglich quantitative (nur Anomalie des Masses) und eine als qualitative Wachsthumsstörung (Störung der Art des Wachsthums); zur ersteren Classe — Gemeingut dieser Classe ist ein im Allgemeinen normaler, höchstens etwas beschleunigter Ossificationsprocess, der nur zu einer Abnormität, zur Kleinheit, führt — gehören: Kleinbleiben durch mangelhafte Thätigkeit, durch mangelhafte Ernährung u. dgl. (bei den Zwergvölkern zur Raceneigenthümlichkeit geworden), durch Hypoplasie, bei angeborenen Krankheiten des Centralnervensystems, wie Mikrocephalie, Mikroencephalie, Hydrocephalie und Porencephalie, bei erworbenen Krankheiten (Herzfehler, Knochenleiden); zur zweiten Classe — ihr Gemeingut ist die krankhaft gestörte Knochenbildung — Rachitis, Cretinismus, »Rachitis congenita« und endlich die Formen, deren Vertreter der

---

[1] G. St. Hilaire erwähnt auch des Hofzwerges des Königs Stanislaus Leszinsky, des Nicolas Ferry, genannt Bébé. Das im Musée d'hist. natur. in Paris aufbewahrte Skelet des Zwerges zeigt keinerlei offene Nähte (Bébé starb 33″ hoch im 22. Lebensjahre), hingegen Synostose der Kranz- und Pfeilnaht. Das Musée Orfila in Paris besitzt eine zu des Zwerges Lebzeiten angefertigte lebensgrosse Wachsstatue, welche mit des Zwerges eigenem Gewande bekleidet ist. Die sehr charakteristische Kopfbildung lässt als sicher erscheinen, dass Bébé ein zwerghafter Mikrocephale gewesen ist; es stimmen damit auch St. H.'s Angaben über Bébé's psychisches Verhalten überein.

[2] »Ueber Wachsthumsstörungen.« Vortrag, gehalten im »Verein für Verbreitung naturwissenschaftlicher Kenntnisse« am 28. Jänner 1891.

Zwerg Mikolajek ist, welchen allein Kundrat die Bezeichnung »Zwerg« als einem pathologisch-anatomischen Typus zuerkannt wissen will.

Fassen wir also zusammen: Der Zwergwuchs kommt zu Stande als Folge einer Vegetationsstörung, welche zur Einstellung des Längenwachsthums führt, die ausser Offenbleiben der Knorpelfugen und einer Knorpelhypertrophie geringe anatomisch nachweisbare Spuren hinterlässt und deren Aetiologie uns dunkel ist. Die Störung ist fast ausschliesslich auf die knorpelig präformirten Knochen und auf die Stellen des Knorpelwachsthums beschränkt, während die häutig präformirten Knochen nicht tangirt zu werden scheinen. Die periostale Knochenproduction ist höchstens eine abgeschwächte, zumeist eine der Grösse der Knochen entsprechende, in keinem Falle wird sie eingestellt; im Gegentheile, es gibt Fälle, in welchen aus irgend einem Grunde das periostale Knochenwachsthum eine Steigerung erfährt, so z. B. in dem Falle von His, in welchem der Schädelknochen fortwuchs, das Gehirn aber nicht, weshalb der durch dieses Missverhältniss entstehende leere Raum im Schädelinnern durch periostale Knochenauflagerung so lange ausgefüllt wurde, bis das periphere Randwachsthum seine Grenze erreicht hatte; so ist auch die abnorme Schädeldicke solcher Fälle leicht erklärlich. Ein äusserliches Charakteristicum dieser Wachsthumsstörung ist ein gewisser Grad cretinösen Gesichtsausdruckes. Diese Vegetationsstörung kann erworben werden und kann schwinden, so dass das Individuum dann wieder wächst; vielleicht tritt sie, wenn die Virchow'schen Beobachtungen hieher gehören, auch endemisch auf. Die Geschlechtssphäre ist entweder betheiligt oder nicht; solche Individuen können auch fruchtbar sein (Zagorsky's Fall), ihre Kinder müssen nicht zwerghaft sein (Borwilawski).

Die Casuistik dieser Fälle lehrt, dass, gleich der als Cretinismus bekannten Erkrankung, auch dieser Zwergwuchs sens. strict. sich öfters mit psychischen Störungen, ja Idiotie vergesellschaften kann. Die Frage selbst ist so dunkel, dass es nicht rathsam ist, ihr des Längeren zu folgen. Ueberblicken wir die Fälle unserer Kategorie, so finden wir: His' Fall war Cretin, richtiger gesagt ein idiotischer Zwerg; Schauta's Fall zeigte eine gewisse Imbecillität; Grundler's Fall stellt eine erworbene Form derselben dar (Struma-Exstirpation — Kachexia strumipriva, Idiotie); Schaaffhausen's Zwerg (und dessen Brüder) und Mikolajek waren geistig gesund;[1] Nägele's

---

[1] In der grossen Gemäldesammlung des Louvre in Paris sah ich ein gutes grosses Oelbild des Malers Antoine Mor (auch Moro) (1512—1576), den Hofzwerg Kaiser Karls V. darstellend; wie die ganze Ausführung des Bildes eine naturgetreue Wiedergabe verbürgt, kann es kaum zweifelhaft sein, dass auch dieser Zwerg ob seiner typischen cretinoiden Gesichtsbildung, bei sonst regelmässigem Wuchse, in diese Gattung von Nanosomen einzureihen ist.

Fälle sind zum Theil idiotisch gewesen. In König's Fall (18jähriges Mädchen) scheint die Störung im Ossificationsprocesse als Folge eines Cysticercus cerebri und zwar relativ spät, um das 15. Jahr, aufgetreten zu sein; bis dahin reichen wenigstens einerseits die Krankheitssymptome zurück, anderseits aber, und dies ist besonders wichtig, zeigt auch der Verknöcherungsprocess ein Stadium (die eine Naht des Os innomin. ist im Verschlusse begriffen), welches eben dieser Zeit entspricht, also eine Form spät erworbenen Zwergwuchses, die deshalb einer absoluten Kleinheit der Gestalt entbehren musste, also Zwergwuchs ohne Kleinheit des Körpers.

Ausser den einigen schon erwähnten, gibt es noch andere Fälle von erworbenem Kleinbleiben der Körpergestalt, die vielleicht auch bei diesem Zwergwuchse einzureihen sind. Ich kenne folgende Beobachtungen:

Rohrer[1]) berichtet von einem dermalen 20jährigen Burschen, welcher eine Körperlänge von 120 cm besitzt, der normal zur Welt gekommen war und ebenso auch weiter wuchs; im 2. und im 11. Lebensjahre fiel er auf den Kopf, in welch letzterem Jahre er auch einen Beilhieb auf denselben erhielt. Seither ist er nicht mehr gewachsen; seine Stimme blieb kindlich, ebenso auch die Genitalien, diese ohne Pubes; die Testikel waren wohl im Scrotum, aber sehr klein.

Die andere Mittheilung verdanke ich der Güte des Herrn Cand. med. Charwat: Ein Knabe von 11 Jahren wurde während eines Gewitters vom Blitze getroffen, blieb aber, eine Betäubung ausgenommen, ohne momentane böse Folgen. Indess bemerkte man alsbald einen völligen Wachsthumsstillstand, der bis zum Tode des Individuums (einige 40 Jahre) anhielt. Stimme und Genitalien blieben ganz kindlich; geschlechtliche Regungen wurden nicht bemerkt; die Intelligenz war nicht vermindert.

Dass und wie verschieden übrigens Traumen localer Natur oder des Centralnervensystems den allgemeinen Wachsthumsprocess zu beeinflussen im Stande sind, geht ausser den z. B. von Fischer[2]) angeführten Fällen localen Riesenwuchses nach localer traumatischer Affection noch hervor aus der Casuistik der Akromegalie, aus welcher auf die sehr interessante Beobachtung Pels[3]) und die sonstigen daselbst gemachten Bemerkungen über die Bedeutung der psychischen Insulte für das Organwachsthum hingewiesen sei. Pel erzählt daselbst auch von einem Knaben, welcher im Zusammenhang mit einem Hirntumor akromegalische Veränderungen des ganzen Körpers zeigte.

---

[1]) Fall von Zwerghaftigkeit als Beitrag zur Aetiologie der Wachsthumshemmung. Virch. Arch. 101. Band, pag. 197.
[2]) l. c.
[3]) Ein Fall von Akromegalie in Folge von Schreck. Berl. kl. Wochenschr. Nr. 3, 1891.

Die Alters- und Geschlechtsbestimmung spielt in der gerichtlichen Medicin eine nicht geringe Rolle, und es erfordern in dieser Hinsicht vorzunehmende Untersuchungen an Scharfsinn nicht weniger als an genauen Kenntnissen in der Lehre von der Identität der Leiche. Hat der Gerichtsarzt eine noch frische oder mehr minder erhaltene Leiche zum Gegenstande einer Untersuchung, so fällt es wohl in der Regel nicht schwer, ausser Alter und Geschlecht, diesen allgemeinsten Fragen, deren Beantwortung von uns verlangt wird, noch manches Andere aus dem Untersuchungsobjecte herauszulesen. Ich sage »in der Regel«; denn sogar an Leichen, die der Gerichtsarzt noch zu sogenannten frischen — relativ — zu zählen gewohnt ist, kam es mitunter vor, dass man in Bezug auf das Alter des Individuums groben Irrthümern verfiel, wofür v. Hofmann[1]) ebenso lehrreiche als warnende Beispiele anführt. Aber auch eine Geschlechtsbestimmung, nicht etwa die eines kleinen Fötus, sondern auch die des Erwachsenen kann unter besonderen Umständen Schwierigkeiten bieten und muss in solchen Fällen eine doppelte Aufmerksamkeit erheischen. v. Hofmann kommt im Verlaufe der betreffenden Capitel zu wiederholten Malen auf diese Umstände zu sprechen, von denen ich hier nur beispielsweise an die Verunstaltungen von Leichen durch Brand oder Fettwachsbildung hinweisen will, unter deren Einwirkung z. B. das männliche Genitale leicht zerstört und damit der äussere Aspect der sonst vielleicht scheinbar recht gut erhaltenen Leiche wesentlich geändert werden kann.

Begreiflicherweise ist jede in dieser Hinsicht zu pflegende Untersuchung um so schwieriger und wird das Resultat derselben um so unbedeutender ausfallen, je geringer die Prämissen und das Material sind, welche uns zu Gebote stehen. So steigern sich denn auch die Schwierigkeiten, vermindert sich das Untersuchungsergebniss, wenn uns statt einer Leiche nur mehr ein Skelet oder gar nur Theile desselben vorliegen — und nicht so selten geräth der Gerichtsarzt in eine solche Lage. Erhöhte Aufmerksamkeit und Vorsicht und eine noch grössere Summe von Detailkenntnissen sind allein im Stande, über

---

[1]) Lehrb. d. ger. Med. V. Aufl.

solche thatsächlich oft sehr heikle und schwierige Fragen hinwegzuhelfen. Ich setze dabei eben immer voraus, dass es dem Untersuchenden damit Ernst sei, aus dem gebotenen Materiale möglichst viel in möglichst gesichteter Weise zu erschliessen, und dass ihm nicht die Constatirung der Unzulänglichkeit des Materials genüge, um weiteren Schwierigkeiten aus dem Wege zu gehen.

Der weitere Ausbau unserer Kenntnisse über forensisch bedeutsame Thatsachen in der Osteologie ist daher, wie mir scheint, eine Förderung unserer Wissenschaft und unter dem Eindrucke dieses Gesichtspunktes glaubte ich die vorliegenden Untersuchungen speciell zur Kenntniss der Gerichtsärzte bringen zu sollen.

Bevor ich nun auf diese Seite des Gegenstandes näher eingehe, sei mir eine kurze Bemerkung gestattet. Solange die verschiedenen Fälle dieser Gattung von Zwergwuchs, sowie die sich daran schliessenden Formen von Beckenanomalien nur als Einzelbeobachtungen verstreut waren und so nur das engere anatomische oder anthropologische Fachinteresse erweckt haben, konnte der Einwurf gestattet sein, dass die Seltenheit der Anomalie eine eingehendere gerichtsärztliche Behandlung der Frage überflüssig mache. Nun scheint mir die Gesammtzahl der geschilderten oder nur nach Autoren citirten Fälle doch zu genügen, um jene Einrede zurückweisen zu können, und zwar umsomehr, als meine Zusammenstellung nicht den Anspruch auf Vollkommenheit machen darf und die literarische Verwerthung nicht stets der Häufigkeit des Vorkommens entspricht.[1]

Der Umstand, dass es oft geistig Unentwickelte, Schwach- und Blödsinnige sind, die ihren Anverwandten zur Last fallen und an deren Entfernung diese ein begreifliches Interesse haben, ist vielleicht noch weiters geeignet, die praktische Seite dieser Frage zu erhöhen.

Wie auch schon in der Einleitung bemerkt wurde, bildet die Beschreibung des Skeletes des Zwerges M., sowie auch der übrigen Fälle einen ebenso integrirenden Bestandtheil sowohl dieses Abschnittes meiner Ausführungen als auch des vorausgegangenen anatomischen Theiles; ich verweise also meine engeren Fachcollegen hinsichtlich der genaueren osteologischen Verhältnisse des Zwergwuchses und seiner Charakteristik auf diesen Anfangstheil und beschränke mich hier darauf, einige specielle Fragen näher zu erörtern.

Den Kernpunkt des gerichtsärztlichen Interesses am Zwergwuchse bildet die ziemlich naheliegende Möglichkeit, dass ein derartiges Skelet oder Theile desselben einem Individuum viel jüngeren Alters zugeschrieben werden könnten, als es thatsächlich der Fall wäre.

---

[1] Ich kenne in Wien zwei lebende Zwerge und habe auch in anderen Städten Zwerge gesehen, die, nach der Congruenz des äusseren Habitus zu schliessen, zu Mikolajek's Genossen zu zählen sein dürften.

Wir wollen daher unsere Aufmerksamkeit auf folgende gerichtsärztlich bedeutsame Fragen lenken: Welchen Alters scheint das fragliche Individuum gewesen zu sein? Welchen Alters war es thatsächlich? Welches war sein Geschlecht?

Die Veränderungen, welche das Knochensystem im Verlaufe des Körperwachsthums erfährt, sind in der Hauptsache dreierlei: Veränderungen der Grösse, der Textur und der Gestalt, unter welche letzten auch die an den Epiphysen sich abspielenden zu subsumiren wären.

Betrachten wir uns das Zwergskelet im Lichte des normalen Knochenentwicklungsganges, so ergibt sich hieraus die Beantwortung der ersten der oben gestellten Fragen.

Ich lehne mich hiebei im Wesentlichen an die Darstellungen, welche Hofmann[1]) und Toldt[2]) über die Skeletentwicklung gegeben haben.

Nach Quetelet entspricht eine Länge von 1105 mm dem siebenten Lebensjahre. Bowditsch fand für das 6.—7. Lebensjahr als Durchschnittszahl der Körperlänge für das männliche Geschlecht 1111 mm. Da der Zwerg 1110 mm Höhe besass, so ist also das Alter von 6—7 Jahren die Entwicklungsstufe, welcher wir den Zwerg rücksichtlich seiner Länge unterordnen könnten.

Die wichtigsten Epiphysen und Nähte zeigen in dem für unseren Fall kritischen Alter von circa 7 Jahren folgenden Stand der Entwicklung:

Am Schädel sind die Nähte festgefügt und verlaufen in Form einer deutlich gezähnten Linie. Das Stirnbein ist nur mehr aus einem Knochen gebildet (ausgenommen eben die Fälle von Stirnnahtschädeln). Hinterhauptsschuppe und -Körper sind verschmolzen; das Schläfenbein stellt einen einheitlichen Knochen dar, dem auch ein kräftiger Warzenfortsatz angehört. Die Keilbeinflügel sitzen am Körper fest. Die Unterkieferäste sind zu einem Knochen verwachsen. Die Fissura spheno-occipitalis ist noch offen. Der Zahnwechsel ist im Gange; die Milchzähne fallen aus und werden durch die Dauerzähne ersetzt, (was sich im Verlaufe des 8.—11. Jahres vollzieht); der erste Molarzahn entweder im Durchbrechen begriffen oder gar schon herausgetreten. Die Wirbelkörper und die Bögen sind vollständig verknöchert. Das Brustbein besteht aus einer Anzahl von getrennten Knochenkernen, resp. Platten, deren eine oder zwei sich auch im Proc. xiphoid. finden. An den Röhrenknochen stehen die Epiphysenfugen noch sämmtlich offen; die Naht zwischen aufsteigendem Sitz- und absteigendem Schambeinaste ist im Schwinden oder bereits geschwunden, die Nähte des Acetabulums sind noch durch Knorpelmasse erfüllt. Kopf und Höcker des Humerus sind zu einer Epiphyse ver-

---

[1]) Lehrb. d. ger. Med. V. Aufl. 1890.
[2]) »Die Knochen in gerichtsärztlicher Beziehung« in Maschka's Handbuch der ger. Medicin. III. Band.

wachsen; es finden sich kleine Knochenkerne im medialen Epicondylus des unteren Endes des Humerus und oberen Endes des Radius; die beiden Enden der Ulna sind auch bereits verknöchert, desgleichen die Patella.

Den nächstfolgenden Jahren der Entwicklung gehören hingegen weitere Veränderungen am Skelete an, von denen hier aufgezählt werden müssen: der Verschluss der Fissura spheno-occipitalis (vom 16. Jahre ab), die schon erwähnte Vervollständigung des Gebisses, die Verknöcherung des Steissbeins und Verwachsung der Kreuzbeinwirbel (11. Jahr), Bildung eines Kernes im Olecranon, am Epicondylus externus, in der Trochlea, Verknöcherung des Hakenfortsatzes des Os hamatum, die des Os pisiforme, die Ausgestaltung der proximalen Theile der Mittelhandknochen, der distalen der Phalangen, für die Scapula das Auftreten eines selbstständigen Knochenkernes in dem oberen Theile der Gelenkspfanne (10.—12. Jahr), so dass sich nun auch hier eine dreistrahlige Naht der Gelenksfläche, ähnlich der am Becken, findet, weitere Knochenkerne im Processus coracoideus (16. Jahr), im Acromion (15. Jahr), an der Clavicula die Bildung eines Kernes an dem Sternalrande (19. Jahr). Für die untere Extremität sind anzuführen: die Bildung eines kleinen Knochenkernes am kleinen Trochanter (10. Jahr), die Ausgestaltung der Patella (10. Jahr), das Auswachsen eines schnabelartigen Fortsatzes an der oberen Tibiaepiphyse (12. Jahr), die kleinen Knochenkerne an den Fortsätzen der Wirbel (vom 12. Jahr an), der Rippen (10. Jahr), an den Gelenksflächen der Wirbelkörper (vom 10. Jahr an), den Knorpelleisten der Darm-, Sitz- und Schambeine (16. Jahr). Für alle Röhrenknochen erfolgt die Verschmelzung der Epiphysen und Knochenkerne um das 18. bis 20. Jahr.

Vergegenwärtigen wir uns nun wieder die Beschreibung des Skeletes und halten wir ihr die Verhältnisse der normalen Knochenentwicklung entgegen, so sehen wir, dass der Stand derselben im Allgemeinen ein solcher ist, wie er der Länge des Zwerges beiläufig entspricht. Wir sehen eine Anzahl von Knochenkernen, welche dieser Entwicklungsstufe zukommen, bereits vorhanden, andere wieder, welche erst später aufzutreten pflegen, wie z. B. die kleinen Epiphysenplättchen an den Quer- und Dornfortsätzen der Wirbel und ihrer Körper, die Knochenkerne an der Trochlea, der Facies glenoidalis humeri fehlen, verkennen aber hiebei nicht, dass eine Reihe von Punkten anzuführen ist, in welchen sich das Zwergskelet ausserdem noch wesentlich von dem des ungefähr gleich grossen Kindes unterscheidet. Ueber andere Skelete liegen die Beschreibungen nicht in solcher Genauigkeit vor, dass es möglich wäre, an denselben in dieser Hinsicht einen nachträglichen eingehenden Vergleich mit dem normalen vorzunehmen.

Diese erwähnten Unterschiede nun sind es auch, welche es gestatten, das wahre Alter des Individuums mit einiger Wahrscheinlichkeit zu bestimmen, und welche, da sie sich in anderen Fällen von Zwergwuchs, wie deren

Beschreibung mit Sicherheit ergibt, wieder finden lassen, als differentialdiagnostische Merkmale zwischen Kinder- und Zwergknochen zu gelten haben werden. Ich will diese Merkmale ganz kurz zusammenstellen. Indem ich wieder mit dem Schädel beginne, will ich vor Allem auf die Stärke der Schädelknochen, die zwar nicht eine übermässige genannt werden kann, aber immerhin die eines gleich grossen Kindes übertrifft, und auf die tiefen scharfrandigen Gefässfurchen hinweisen. Ein Zweites ist die Beschaffenheit der Nähte, die, wenn auch durchaus offen, sich von kindlichen Schädelnähten durch die Uebereinstimmung ihres Aussehens mit der Nahtbildung des Erwachsenen so unterscheiden (vgl. den Fall Lehner), dass wir aus ihrer Beschaffenheit die Ueberzeugung gewinnen müssen, dass es sich um einen Schädel handelt, dessen Wachsthum abgeschlossen ist; andererseits könnten wir noch Gefahr laufen, den Schädel doch einem jüngeren Individuum zuzuschreiben, als es der Fall ist, da wir noch keinerlei Nahtverwachsungen, die fast steten Begleiter des hereinbrechenden Alters, vorfinden; die Beschaffenheit der Schädelbasis, die Weite ihrer Fugen und Löcher, muss uns aber dann darauf aufmerksam machen, dass überhaupt abnorme Verhältnisse vorliegen. Ein unterscheidendes Merkmal, welches nicht dem Schädel allein zukommt, sondern uns an den Knochen des ganzen Skeletes immer wieder entgegentritt, ist die Oberflächenbeschaffenheit derselben, auf welche schon gelegentlich der Beschreibung des Skeletes hingewiesen worden ist, die uns ganz besonders dann deutlich in's Auge fällt, wenn wir jenen kindliche Knochen von ungefähr gleichen Dimensionen zur Seite stellen. Alle jene Punkte, Flächen, Kanten und Höcker, welche viel verwendeten Muskeln zur Anheftung dienen oder die sonst vermöge der Statik des Skeletes überhaupt besonderen Kraftleistungen entgegenzustehen haben, zeigen einen Grad von Plastik, die gegenüber der Kleinheit und dem scheinbaren Jugendzustande der Knochen, wie er aus den Epiphysenverhältnissen u. dgl. hervorleuchten könnte, alsbald auffallen muss. Diese Anhäufung von Knochensubstanz an gewissen Partien der Knochen kann denselben den Schein von Verkrümmung verleihen, die durch die Kürze derselben noch gesteigert erscheint, ihnen aber nicht eigen ist. Auf derartige Anhäufungen von Knochensubstanz im Bereiche der Extremitätenknochen wird noch später hinzuweisen sein, für den Schädel seien aber folgende besonders hervorgehoben: die am Warzenfortsatze, den Lineae und Cristae des Hinterhauptes, den Processus pterygoidei, dem Ober- und Unterkiefer.

Wie sich schon oben herausgestellt hat, besitzt der Gesichtsschädel einen ausgesprochen prognathen Typus, als dessen Ursache vornehmlich die Zahnbildung zu erkennen ist; weiters besitzt der Schädel eine grössere Breite und Länge und zwischen diesen beiden in ihrer Art stärker im Wachsthum fortgeschrittenen Schädelgebieten finden wir einen Zwischenbezirk (die Basis), der gewissen Massen des Hirn- und Gesichtsschädels gegenüber durch relative Kleinheit ausgezeichnet ist, zur Grösse des Gesammtkörpers dagegen in vollem Ebenmass steht. Es kann nicht zweifelhaft sein, dass wir in diesem dreifachen Verhältniss, das auch nach Verlust der Zähne ablesbar bleiben würde, einen richtigen Massstab für die Beurtheilung des wahren Alters des Schädels (respective des Individuums) besitzen.

Beide Kiefer sind ausgezeichnet durch sehr kräftige Alveolarfortsätze, der Oberkiefer durch prognathes Vortreten, kräftige Jochhöcker; der Unterkiefer, der im Kleinen diesen Zustand des Skeletes trefflich charakterisirt (und deshalb zusammen mit dem Unterkiefer eines 112 cm hohen Kindes abgebildet wurde, Tafel I, Figur 2 und 3), fällt auf durch die sehr plastische Modellirung der Aeste, die am kindlichen Kiefer noch ganz glatt sind, das scharf gekantete Kinn, die steiler stehenden Muskelfortsätze, die eckig herausgekrempten Anguli (s. auch Tafel 1, Fig. 1) und die gratartig erhabene Linea obliqua externa, die wie beim Erwachsenen durch eine Furche vom Alveolarfortsatze getrennt ist, die spitz-stachelförmige Spina mentalis interna u. s. w.; dabei entsprechen, wie oben ersichtlich gemacht wurde, die Masse der Unterkieferäste mehrfach den kindlichen, besonders die Weite des Abstandes der Anguli ausgenommen, welche aber vorzüglich auf deren Auswärtskrempung zu rechnen ist.

Die Entwicklung der Zähne steht in grellem Widerspruche mit der Grösse des Individuums. Auf den ersten Blick erweisen sie sich als Dauerzähne. Ihr Schema entspricht, wie oben zu ersehen, von der Retention der dritten Molaren abgesehen, dem des erwachsenen Gebisses. Die Zähne zeigen nur geringe Schliffflächen, die äusserlich kaum wahrnehmbar sind; die Ursache hiefür liegt in der schon von Orfila[1]) genau gewürdigten Bedeutung der Stellung der Zähne gegen einander für den Verlauf ihrer Abnützung und die daraus für die gerichtliche Medicin sich ergebenden Schlussfolgerungen. Da der Bogen der unteren Zahnreihe kleiner und kürzer ist (s. o.) als der der oberen, so zeigen die Molaren und Prämolaren die Schliffflächen an der äusseren Kronenhälfte.

Der Grad der Abnützung der Zähne ist aber weiters noch aus dem Grunde zur Altersabschätzung nicht ohne weiteres verwerthbar, als bei Zwergen der Zahnwechsel oft unregelmässig, auch sehr spät vor sich geht. Der Schaaffhausen'sche Zwerg verlor seine Milchzähne im 22. Lebensjahr und bekam dann erst sein Dauergebiss: der His'sche besass noch Reste seines Milchgebisses, währenddem die Dauerzähne trotz seines 58. Lebensjahres noch theilweise im Kiefer verborgen lagen.

Magitot beobachtete einen Fall von Zwergwuchs, der möglicherweise einen wenig ausgesprochenen Mikrocephalen betraf; der 93 cm hohe Knabe war

---

[1]) Lehrbuch d. ger. Medicin, Deutsch von Dr. G. Krupp, 1848, pag. 117.

14 Jahre alt; Kopf und Körperhöhe verhielten sich wie 1 : 6·5: keine Haare in der Achsel- und Schamgegend; sein Gebiss bestand aus 15 Zähnen: 7 Milch- und 8 Dauerzähnen.[1])

Milchzähne: inc. $\frac{0-0}{0-0}$; can. $\frac{1-1}{1-0}$; mol. $\frac{1-1}{1-1} = 7$.

Dauerzähne: inc. $\frac{1-0}{0-0}$; can. $\frac{0-0}{0-1}$; praemol. $\frac{1-0}{0-0}$; mol. $\frac{1-1}{2-1} = 8$

Die Zähne des Zwerges Mikolajek waren noch vollzählig und so wohlerhalten und wenig abgenützt, dass es auch hier gerathen ist, einen späten Ausbruch der Dauerzähne anzunehmen, umsomehr noch als die Zähne der Zwerge allseits als wenig dauerhaft angegeben werden.

Endlich ist darauf hinzuweisen, dass bei den Zwergen die Retention des letzten Molaren nicht zur Vermuthung des noch nicht erreichten entsprechenden Alters Anlass geben darf. Wir sind gewöhnt, den Durchbruch dieses Zahnes in den Zeitraum vom 18. zum 20. Lebensjahre zu verlegen; hier trifft dies nicht zu. Es scheint dieses Zurückbleiben des letzten Molaren aber ein bei zwergwüchsigen Individuen überhaupt sehr häufiges Vorkommniss zu bilden. Ausser an meinem Zwerge sah ich das Gleiche an fünf Cretinen- und an einem Mikrocephalenskelete, die sämmtlich von Individuen herrührten, welche das 25. Lebensjahr schon recht lange hinter sich hatten.

Vom Schlüsselbein, den langen Extremitätenknochen, den Hand- und Fusswurzel- und Phalangealknochen gilt die über die Knochenoberfläche schon gemachte Bemerkung. Eine besondere Erwähnung verdient der Umstand, dass die schon vorhandenen Knochenkerne, obgleich sie noch isolirt stehen, trotzdem einen bedeutenden Grad von Ausbildung erlangt haben, während so viele andere Kerne gar nicht vorhanden sind. Die Epiphysen der Epicondylen des Humerus, des Olecranons, der Trochanteren u. s. w. sind mächtig entwickelt und stellen sich daher gleichwertig den Verdickungen der Muskelhöcker als physiologische Reaction des Skeletes gegenüber den körperlichen Kraftleistungen dar; ihre Oberfläche ist nicht glatt, wie beim Kinde, sondern rauh und riffig. In dieser charakteristischen Beschaffenheit der Knochen haben wir also ein ebenso deutliches als auch über das ganze Skelet verbreitetes diagnostisches Merkmal zu erblicken, welches die Unterscheidung des einzelnen kindlichen Knochens vom Zwergknochen erleichtern wird.

Die angeführten Unterschiede in der Configuration der Knochen finden sich nicht nur an den von mir, sondern auch an von Anderen beschriebenen Skeleten vor. So gibt z. B. His ausdrücklich an: »Der Humerus zeigt starke Muskelrauhigkeiten, im Uebrigen ist er wohlgebildet und gerade.«

Auch die kurzen Knochen, sowie die distalen Gelenksenden der Phalangen

---

[1]) Cas de nanisme. Bull. de la soc. d. anthropol. Paris 1881, pag. 676.

gleichen rücksichtlich ihrer Ausbildung (nicht der Grösse) Knochen von Erwachsenen.

Einen sehr auffälligen Befund an den Zwergknochen ergibt das Verhalten der Knorpel (wo sie nicht abgefallen sind). Nicht allein, dass sie an abnormen Stellen überhaupt erhalten geblieben sind, so sind sie auch da viel massiger und reichlicher vorhanden, als es der Grösse des Skeletes entspräche. Sehr schön ist dies Verhältniss an den Zwischenwirbelscheiben, den Darmbeinkämmen, den Kanten des Schulterblattes, am Acetabulum zu sehen; dass es sich hiebei um eine reichlichere Anbildung von Knorpelsubstanz von früher her handelt, wie z. B. Virchow vermuthet, wäre möglich; es wäre aber auch an eine functionelle Vermehrung derselben bei stillstehendem Knochenwachsthum zu denken und diese Verdickung sodann in eine Linie mit den Knochenverdickungen zu stellen. Die Knorpelbildung darf als ein für das Zwergskelet typischer Befund gelten; wir begegnen ihr in allen Fällen wieder.

Wir sehen also, dass das Zwergskelet zunächst durch eine Reihe von positiven Merkmalen charakterisirt ist, an die sich dann negative insoferne anschliessen, als die verschiedenen anatomischen Eigenschaften der Knochen sich in vielfachem Widerspruche mit physiologischen Verhältnissen befinden und dadurch schon geeignet sind, auf die Besonderheit des vorliegenden Falles hinzuweisen.

Was die Textur der Knochen der Zwerge im Vergleiche zu der gleich grosser Anderer anlangt, so wäre eine in der Mehrzahl der beschriebenen Fälle beobachtete Zartheit derselben hervorzuheben, die sich durch geringes Gewicht, dünne Rindensubstanz, auch einen gewissen Grad von Brüchigkeit (His, Koenig, Leisinger u. s. w.) äussern kann und so auch auf einen abnormen Allgemeinzustand des ganzen Skeletes hinweist. Ausgenommen hievon sind gewisse, dem Zwergwuchs nur beigesellt vorkommende pathologische Veränderungen, wie z. B. die Schädelhyperostose in His' Fall, die vielleicht mit der allgemeinen Wachsthumsstörung in einem gewissen Zusammenhang stehen mag, dagegen mit derselben anatomisch nicht verwandt ist.

Wenn einzelne Knochen aufgefunden werden, so hat der Gerichtsarzt in erster Linie ausser der Frage, ob Menschen-, ob Thierknochen, die nach Alter, Geschlecht und Grösse des Individuums zu beantworten. Was die auf das Alter abzielenden Umstände betrifft, so wurde im Verlaufe der vom anatomischen und der vom gerichtsärztlichen Standpunkte angestellten Betrachtungen bereits auf eine Reihe massgebender Umstände hingewiesen, so dass ich nun auf einige Betrachtungen über die Geschlechtsverhältnisse des Zwergskeletes eingehen kann.

Der Geschlechtscharakter des Skeletes wird einestheils durch Verschiedenheiten der Grösse, andersseits solche der Form bedingt. Während die ersteren sich im Laufe des Heranwachsens des Körpers successive ausbilden, finden wir die entscheidende Wendung im Bereiche der letzteren vorzüglich zur Zeit der herannahenden Reife sich einstellen. Es soll damit nicht die insbesonders von Fehling[1]) vertretene Anschauung negirt werden, dass sich bereits am fötalen Becken das frühe Erscheinen des Geschlechtsunterschiedes und das deutliche Ausgeprägtsein charakteristischer Merkmale zwischen beiden Geschlechtern erkennen lasse. Gewiss kann dieser Umstand erwarten lassen, dass eine Störung in der normalen Entwicklung der Geschlechtsorgane auch mit einer in der geschlechtsmässigen Ausbildung des Beckenskeletes beantwortet werde.

Inwieweit geht es nun an, den Geschlechtsunterschied an den Zwergskeleten durchzuführen? Wir sind in der Beantwortung dieser Frage dadurch wesentlich behindert, dass uns Vergleichsobjecte in hinreichender Zahl bis nun fehlen.

Unter dem mir zugänglichen literarischen Material ist das Becken der am öftesten und genauesten behandelte Skelettheil, und da wir ja im Becken den Geschlechtsunterschied am schärfsten ausgesprochen finden, so ist es trotzdem möglich und gerechtfertigt, der Frage von der Geschlechtsunterscheidung an unseren Zwergen etwas näher zu treten.

Ueber Geschlechtsunterschiede an den übrigen Skeletknochen kann ich keinerlei Vermuthung aussprechen, da wir keine hinreichend genaue Beschreibung eines weiblichen Zwergskeletes besitzen. Es ist wohl wahrscheinlich, dass sich einzelne der Eigenthümlichkeiten, welche übrigens wohl nur eine relative Bedeutung für die Geschlechtsdiagnose besitzen, wie die Zartheit der Diaphysen, die geringere Dicke der Gelenksenden, die geringere Ausbildung der zum Ansatze von Muskeln, Fascien und Bändern dienenden Leisten und Rauhigkeiten, eine geringere Massigkeit der Knochen u. s. f., am weiblichen Zwergskelete sich wiederfinden können; doch ist es sicher, dass die Unterschiede nicht so bedeutend sein können als am Skelete normal grosser Menschen und daher eine nur noch geringere diagnostische Bedeutung beanspruchen könnten. Die anderen öfters angeführten Geschlechtsunterschiede können an solchen Zwergskeleten überhaupt nicht vorhanden sein, wie z. B. die Gestaltverschiedenheit des Brustbeins, welches noch aus einer Reihe hintereinander gereihter isolirter Knochenkernplatten besteht, oder der Rippen, deren Krümmung unter der eben genannten Beschaffenheit des Sternums geändert wird. Auch betreffs der Beschaffenheit der Oberschenkelhälse haben wir es mit besonderen Umständen zu thun, die in der Kürze des Schenkelhalses, der Grösse der Schenkelköpfe, der Beckenneigung, der Stellung der unteren Extremitäten, beziehungsweise der Ausbildung des Fussskeletes Anhaltspunkte finden.

---

[1]) Die Form des Beckens beim Fötus und Neugeborenen und ihre Beziehung zu der beim Erwachsenen. Arch. f. Gyn. X. Bd. pag. 1, 1876 (pag. 60).

Maasse	Männliches	Weibliches	Weibliches	Weibliches	Weibliches	Weibliches	Männliches
	Becken, beobachtet von						
	A. Paltauf	Schauta	Litzmann[1]	Zagorsky[2]	Leisinger[1]	Koenig	His
Breite der Kreuzbeinbasis	68	81	90			97	
Breite des 1. Wirbelkörpers	39	45	43				
Breite der Flügel des 1. Wirbelkörpers	18	23	26				
Verhältniss d. Breite von Flügel und 1. Wirbelkörper	0·46	0·51	0·60				
Länge vom Promontorium zur Spitze	83	87	90			78	101
Entfernung d. Spinae post. zum vorderen oberen Winkel der Facies auricularis	43	50	52				
— vom vorderen ob. Winkel der Facies aur. zum Tuberc. ileopectineum	31	45	55	45			
— vom Tuberculum ileopect. bis zur Mitte des oberen Symphysenrandes	41	55	64				
Höhe d. Seitenwand d. kleinen Beckens	64	71	82			78	
Höhe d. Symphyse	21	32	39	31		28	32
Winkel zwischen der ob. Kreuzbeinhälfte und Conj. vera	92°	87°	97°				
— Conj. vera und vord. Beckenwand	107°	102°	101°				
— der oberen Kreuzbeinhälfte und dem letzten Lendenwirb.	135°	146°	147°				
— Conj. vera und letztem Lendenwirb.	130°	127°	115°				
Distanz d. Spinae	144°	170	194	209		135	
Distanz der Cristae	170	208	216	234		187	
— der Spinae post. superior	51	78	64	72		124	205
Höhe des oberen Beckenhalbringes	47	50	52				
— d. unteren Beckenhalbringes	36	29	41				

[1] Im Original in preussischen Zollen angegeben.
[2] Im Original in Pariser Zollen angegeben.

Maasse	Männliches A. Paltauf	Weibliches Schauta	Weibliches Litzmann[1]	Weibliches Zagorsky[2]	Weibliches Leisinger[1]	Weibliches Koenig	Männliches His
Eingang:							
Conjugata vera ..	49	79	88	72		99	
Diameter transversus	71	99	109	112	102	98	
Diameter obliqus .	60	73	100	93	84	98	
Distanz d. Tuberc. ileopectinea ..	65	90	99		64[3])	84	
Distantia sacrocotyl.	41	64	73		64		
Höhle:							
Diameter rectus ..	56	83	101	89	90	98	
Diameter transversus	54	85	95		67	80	
Dist. spinae ischii .	58	75	82	79	75	69	
Ausgang:							
Diameter rectus ..	56	65	82	73	60—64	80	
Diameter transversus	49	71	88		ca. 90	80	
Dist. sacrotuberosa .	33	46	47				
Conjugata diagonalis	63	89	94	117	99	102	80
Beschaffenheit der Beckenknochen u. ihrer Verbindungen	Zarte, glatte Knochen mit sämmtlich offenen Nähten u. reichlicher Knorpelbildung an d. Fugen, Beckeneingang leicht, kartenherzförmig	Zarte, dünne, regelmässig gef. Knochen, sämmtl. offene Epiphysen u. Nähte mitreichl. Knorpelbildung an d. Fugen.	Derbe Knochen, Darmbein ziemlich erweitert. Offene Nähte. Schöne Verhältnisse und Formen.	Zarte, schmächtige Knochen; Nähte und Fugen des Beckens und Kreuzbeins offen, Beckeneingang fast kartenherzförmig	Dünne, steile, gut gehöhlte Darmbeine. Die Knorpelfugen offen.	Dicke, spongiöse, leichte Knochen, die nur auf einer Seite eine partielle Verwachsung zeigen.	Trennung der drei Theile des Os innom.
Beschaffenheit der Geschlechtsorgane	Kleine Hoden, keine Schamhaare, kleiner Penis	?	—	Tod nach Kaiserschnitt	Hypoplasie d. Uterus und der Ovarien.	Kleiner Uterus, kleine Ovarien	Aeussere Geschlechtstheile normal
Hat geboren od. nicht	—	?	Nein		Nein		
Körpergrösse ..	111 cm	107 cm	Völlig entwickelt, Muskul. stark	139 cm	163 cm	Dem Alter entsprechende Grösse	120 cm
Alter	49 J.	37 J.	19 J.	25 J.	25 J.	18 J.	58 J.

[1]) Im Original in preussischen Zollen angegeben.
[2]) Im Original in Pariser Zollen angegeben.
[3]) Diese Distanz ist auf pag. 11 mit 2″ 5‴ (260 mm), auf pag. 12 mit 2′ 6‴ (264·9) angegeben.

Auch für den Schädel gibt es eine Anzahl von Geschlechtsunterschieden, wenn auch von ungleichem Werthe; Welcker[1]) zählt deren auf: die weichere, gerundetere Form, eine kürzere Basis, ein kleineres Gesichtskelet, grössere Länge des Hinterhauptes bei verminderter Breite und Höhe des Schädels besonders im Bereiche des Intermastoideal- und Interparietalraumes; dabei Neigung zu Prognathie und zu einer Streckung des Winkels am Dorsum ephippii, die davon abhängige absolut und relativ grössere Länge des oberen Schädelviereckes, Unterschied in der Breite des Kieferskeletes u. s. w. Die Mehrzahl der fraglichen Unterschiede fällt aber in solche anatomische Gebiete, welche durch die mit dem Zwergwuchse selbst einhergehenden Wachsthumsstörungen schon von vorneherein betroffen sind, so dass es nicht wahrscheinlich scheint, dass sich für den Schädel der Zwerge durchgreifende Geschlechtsunterschiede werden feststellen lassen.

Die wichtigsten und meisten Resultate haben wir also vom Becken zu erwarten. Wie bekannt, unterscheidet Naegele[1]) und mit ihm die spätere Geburtshilfe zwei Formen der Pelvis simpliciter s. aequabiliter justo minor — gleichmässig allgemein verengte Becken. Zur ersten Gattung gehören diejenigen Becken, deren Knochen in Bezug auf Dicke, Stärke, Textur und Verbindungsweise mit denen des normalen Beckens übereinstimmen und nur durch ihre Kleinheit von ihnen abweichen. Sie haben meist einen feinen und gracilen Bau, können aber auch eine gewisse Derbheit zeigen. Diese Gattung ist die häufigere; sie findet sich vorzugsweise bei kleinen Personen, steht dann mit den Verhältnissen des übrigen Skeletes in Einklang, kommt aber auch bei Personen mittlerer, selbst grosser Statur, bei übrigens wohlgebauten und schlanken Frauen vor.

Die Entwicklung und die Ossification dieses Beckens erfolgt in gleicher Weise wie am normal grossen und gelten für dasselbe die bekannten Wachsthumstermine; seine Masse sind absolut verkleinert, relativ geben sie die Verhältnisse des weiblichen Beckens wieder. Alters- und Geschlechtsbestimmung solcher Becken ergeben somit bei einiger Aufmerksamkeit wenig zweifelhafte Resultate.

Die zweite Gattung begreift solche Becken, deren Knochen nicht nur bezüglich ihrer Grösse, sondern auch ihrer Dicke, Stärke und zum Theil auch ihrer Verbindungsweise denen des kindlichen Beckens gleichen, während die Form des Beckens wie bei der ersten Gattung den regelmässigen weiblichen Typus zeigt. Diese Gattung kommt nur bei sehr kleinen Personen vor. Ein Gegenstück zu derselben bilden diejenigen Becken, welche man bei erwachsenen Mädchen, deren Sexualsystem unentwickelt geblieben war, beobachtet hat und

---
[1]) l. c. pag. 65.
[1]) l. c.

die nicht nur in der Grösse und Verbindungsweise der Theile, sondern auch in ihrer Form den kindlichen Charakter bewahrt hatten.

Wir haben somit im Bereiche der durch Offenbleiben der gewissen Nähte charakterisirten weiblichen Becken zweierlei Unterarten zu unterscheiden: die eine mit normal entwickelten Genitalien, die andere mit Hypoplasie derselben.

Das überlange Offenbleiben der Nähte am Becken fand von Seiten der Geburtshelfer eine eingehendere Beachtung, die zur Aufstellung der genannten pathologischen Beckenformen führte; dass die Anomalie wohl ebenso oft auch beim Manne vorkommen, ist ihnen natürlich entgangen. So ergibt sich also für uns die Nothwendigkeit, sowohl dies zu constatiren, als auch bei diesen pathologischen Formen nach den Geschlechtsunterschieden zu sehen.

Der Unterschied zwischen dem normalen männlichen und weiblichen Becken liegt besonders darin, dass letzteres niedriger, breiter und weiter ist und in seinen Dimensionen von oben nach unten, im Gegensatze zum trichterförmigen männlichen, wenig abnimmt; am kindlichen Becken fallen die zum Kreuzbeinkörper relativ geringe Breite der Kreuzbeinflügel, die Stellung des Kreuzbeines, die Trichterform und die Verschiedenheiten der Beckenmasse auf.

Im Anschlusse an die Tabelle wäre nun darauf hinzuweisen, dass die sämmtlichen Masse des Beckens des Zwerges M. hinter denen eines Erwachsenen ziemlich zurückbleiben; ein Gleiches gilt für die Becken der Fälle von Schauta, Zagorsky, weniger die von Litzmann, Leisinger, König; die Differenzen scheinen im umgekehrten Verhältnisse zur Körperlänge zu stehen.

Das Kreuzbein dieser Zwergbecken fällt durch die Schmalheit seiner Basis auf, die besonders auf eine absolut und relativ geringe Breite der Flügel derselben zurückzuführen ist. Das Verhältniss der Breite des Flügels zur Breite des ersten Kreuzwirbelkörpers schwankt an denselben zwischen $0{\cdot}46$ und $0{\cdot}60:1$, reicht also längst nicht an das normale Verhältniss von $0{\cdot}76:1$ und kommt somit kindlichen Verhältnissen nahe.

Bemerkenswerth wäre, dass die geringste Zahl, das Verhältniss von $0{\cdot}46:1$, einem männlichen Becken angehört. Die starke Neigung des Kreuzbeins trägt wohl zu der verhältnissmässig grösseren sagittalen Tiefe der Beckenhöhle bei.

Die Darmbeinschaufeln sind von entsprechender Grösse, klaffen ziemlich weit, sind deutlich gekrümmt. Im Beckeneingang wiegen die vorderen Stücke der Seitenbogen über die hinteren vor, dagegen ist der quere Abstand der letzteren relativ grösser als der der ersteren, dies auch gegenüber dem kindlichen Becken.

Die Masse der Beckenhöhle des Beckens M.'s und des Schauta'schen, welche in Consequenz der oben aufgestellten Anschauung, die wir über das Wesen des Zwergwuchses empfangen haben, allein miteinder verglichen werden können, differiren ziemlich wesentlich, und zwar durchaus zu Gunsten des letzteren Beckens, welches nur in den Massen der Beckenhöhe hinter dem männlichen etwas zurücksteht, respective ihm gleichkommt. Das gegenseitige Verhältniss der einzelnen Durchmesser der beiden Becken, sowie zweier erwachsener gilt als Ausdruck der Formunterschiede derselben, wobei die Conjugata vera stets = 1 gesetzt ist.

Im Beckeneingange:

	Zwerg M.	Schauta's Fall.	Erwachs. Mann,	Erwachs. Weib.
Conjugata vera	1·00	1·00	1·00	1·00
Diam. transversus	1·49	1·25	1·29	1·29
In der Beckenhöhle:				
Diam. rectus.	1·15	1·05	1·18	1·19
Diam. transversus	1·10	1·07	1·14	1·15
Im Beckenausgange:				
Diam. rectus.	1·15	0·82	1·05	1·05
Diam. transversus	1·00	0·89	1·15	1·15

Während das Schauta'sche Becken gegen den Beckenausgang zu sich stärker verengt, also sich dem kindlichen nähert, zeigt das Becken M.'s mehrfache, dem erwachsenen männlichen Becken ähnliche Proportionen. Halten wir dieses und das obere Ergebniss zusammen, so sehen wir wieder, dass auch am Becken des Zwerges gewisse Unregelmässigkeiten in den Verhältnissen zu finden sind.

Ich möchte auf die Verhältnisszahlen des M.-Beckens, welche zwischen denen des Kindes und denen des Erwachsenen zu stehen kommen, kein zu grosses Gewicht legen; es scheinen mir hierbei die Zufälligkeiten zu gross und die Differenzen zu klein zu sein. Andererseits können wir aus diesen Zahlen aber doch noch ersehen, dass die Zwergbecken gleichwohl Geschlechtsunterschiede zeigen, dass dieselben aber nicht durchgreifende sind; eine weitere Ueberlegung wird uns dann noch die Vermuthung aufdrängen, dass schliesslich die Stufe der Entwicklung, welche vom Zwerge erreicht wurde, auf die Gestaltung des Beckens, wie wir sie endlich finden, von mächtigem Einfluss wird sein können.

Wenn es gelingt, aus aufgefundenen Knochen, die den Gegenstand einer gerichtsärztlichen Untersuchung bilden, das Skelet in einer ziemlich vollständigen Weise wieder zusammenzusetzen, so hat es keine besondere Schwierigkeit, unter Einrechnung gewisser Coëfficienten, welche die Verkürzung der Wirbelsäule durch das Entfallen der Bandscheiben, die Verkürzung der ganzen Körpergestalt durch Fehlen der Weichtheile u. s. w. betreffen, die Körpergrösse des fraglichen Individuums, ohne einen allzu grossen Fehler zu machen, zu bestimmen. Schwieriger liegt aber die Sache, wenn nur einige Knochen zur Verfügung stehen, insbesondere wenn die Wirbelsäule fehlt.

In solchen Fällen bleibt uns als letzter Ausweg nur der, dass wir, das fragliche Individuum als ein normal gebautes voraussetzend, an der Hand der von Anderen gefundenen Masszahlen und Proportionen die Körpergrösse aus dem vorliegenden Skelettheile berechnen.

Wollen wir hinsichtlich des Zwergwuchses auch darüber einige Worte verlieren, so hätten wir uns vor Allem daran zu erinnern, dass unsere Literatur eine Reihe von Arbeiten besitzt, in denen derartige Untersuchungen über normale Skelete niedergelegt sind; ausser den vom anatomischen und anthropologischen Standpunkte aus vorliegenden ist noch besonders auf die mehr unseren Fachstandpunkt berücksichtigenden Arbeiten von Toldt (im Maschkaschen Handbuche der gerichtlichen Medicin), von v. Hofmann (in seinem Lehrbuche, sowie »Gerichtsärztliche Untersuchung von Knochen«, Jahresber. des naturw. med. Vereines in Innsbruck, und »Die gerichtsärztliche Aufgabe bei der Sicherstellung der Identität von Leichen«, Wr. med. Wochenschr. 1887), die Zusammenstellungen von Kanzler (»Zur gerichtl. medicinischen Skeleto-Nekropsie«, Casper's Vierteljahrsschr. 5., 6. u. 8. Bd.), von Miller (»Das Knochengerüste des Menschen in seiner Beziehung zur gerichtl. Arzneikunde«, Henke's Zeitschr. 1852, pag. 62) u. s. w. hingewiesen. Da es sich bei derartigen Untersuchungen stets um Zahlenvergleiche handelt, ist der Arzt auch gezwungen, die Fundorte der Vergleichsobjecte zu kennen und sie zu Rathe zu ziehen.

An der Hand der Tabellen gelingt es bald, die gefundenen Knochen in ein Schema einzupassen und die muthmassliche Grösse des Individuums zu finden. Wie es nun einleuchtend ist, dass das zu erwartende Resultat nur dann der Wirklichkeit entsprechen wird, wenn wir es mit Durchschnittsknochen zu thun haben, so ist es ebenso klar wie wichtig, erst darnach zu forschen, ob die Knochen eben solche normal entwickelte sind. Für die Zwergknochen wird dies wohl auch in Abrede zu stellen sein, da wir schon auf mehrfache Missverhältnisse in den Proportionen der einzelnen Körpertheile der Zwerge gestossen sind. Nachdem diese Ueberschreitungen der Symmetrie für den Schädel bereits weitläufig verfolgt worden sind, so erübrigen also nur Bemerkungen über die anderen Knochen.

Auch die einzelnen Theile des Skeletes sind am Zwerge häufig nicht derartig proportionirt, dass es gestattet sein dürfte, aus der Länge des einen oder anderen Knochens mit Sicherheit auf die (normmässige proportionale) Körperlänge zu schliessen. Während die Mitte des Körpers beim Neugeborenen in die Nabelhöhe fällt, beim Erwachsenen um die Höhe der oberen Kante der Symph. oss. pub. zu liegen kommt, so schwankt dieselbe an den Zwergen zwischen diesen Normallinien und über diese hinaus. Selbstverständlich liegen diesen Missverhältnissen abnorme Längen der anderen Körperhälfte zu Grunde. Wählt man die Höhe der Cristae ossium ilei als Schnittlinie, und rechnet man die Körperlänge auf 1000, so erhält man als Verhältniss von

Ober- und Unterkörper für das 5. Lebensjahr die Zahlen 415:585, für das 8. Lebensjahr 397:603; bei vollendetem Wachsthum stellt es sich wie 382:618. Unser Zwerg zeigt das Verhältniss 401:599, steht also in einem ziemlich kindlichen Mittelmass. Trotzdem fällt bei ihm die Mitte des Körpers ganz knapp unter die Schamfuge. Ranke's Zwerg besass seine Mittellinie auch in dieser Gegend, der Ecker's hingegen in der Nabelhöhe. Letzteres Verhalten befriedigt in Rücksicht auf das übrige Verhalten des Zwergskeletes eher den Anatomen als ersteres, das hingegen den ästhetisch angenehmeren Eindruck erzeugen wird.

Als Beweis für den oben aufgestellten Satz sollen hier nun noch einige Knochenmasse mit den entsprechenden Vergleichszahlen Platz finden.

Es beträgt die Länge folgender Knochen in Theilzahlen [1]) auf die Körperlänge 1000:

	bei 6½j. Kind [1])	bei Zwerg M.	bei His' Zwerg	bei Schaaffhausen's Zwerg	beim Erwachs.
	1060 mm	1100 mm	1200 mm	940 mm	1750 mm
Humerus . .	(186) 175·5	(201) 181·0	(215) 179·1		(326) 186·3
Radius	(133) 125·5	(151) 136·0	(165) 137·5		(235) 134·3
Ulna .	(150) 142·4	(176) 158·5			(264) 150·8
Femur	(256) 213·2	(310) 279·3	(310) 258·3	(220) 234·0	(477) 272·5
Tibia .	(203) 191·5	(228) 198·1	(250) 208·3	(160) 170·2	(375) 214·3
Fibula . . .	(206[2]) 194·3	(234) 210·8			(371) 212·6

Die Längenmasse entsprechen hier den Abständen der Endpunkte der Längsachse des Knochens.

Es ist nicht zu verkennen, dass sich thatsächlich in diesen Zahlen wieder eine gewisse Unregelmässigkeit der Proportionen geltend macht, indem die einen Zahlen mehr dem kindlichen, andere hingegen den für Erwachsene gefundenen sich nähern.[3]) Insbesondere wäre aber darauf hinzuweisen, dass der Femur des M. verhältnissmässig lang ausfiel, weshalb auch die Halbirungslinie des Körpers nach unten gerückt gefunden wurde. Die histologische Untersuchung ergab auch an den Femurfugen den am meisten vorgeschrittenen Verbrauch der Knorpelsubstanz — die kleinzellige Knorpelschicht fehlte fast vollständig — eine Thatsache, die uns ein Verständniss über die Schwankungen in den Knochenlängen zu verschaffen geeignet ist. Auch der Humerus ist verhältnissmässig ein klein wenig zu lang gegenüber dem Kinde, zu kurz im Verhält-

---

[1]) Nach Toldt l. c. pag. 235 u. 236.
[2]) Ins Original hat sich ein Druckfehler eingeschlichen, es soll heissen 206 anstatt 226.
[3]) Wenn trotzdem an der Gegenüberstellung des Skeletes des Zwerges und des ungefähr gleich grossen Kindes festgehalten wurde, so geschah dies besonders auf Grundlage der viel wichtigeren Analogien im Skeletaufbaue. Die Tauglichkeit eines Skeletes zum Vergleiche gienge eigentlich vor Allem aus der Uebereinstimmung in der Skeletentwicklung hervor.

niss zum Erwachsenen, der Radius dagegen länger als bei Kind und Erwachsenen. His' Zwerg besass eine zu lange Tibia und überlangen Radius u. s. w. Die Tragweite, welche diese Erfahrungen für den Gerichtsarzt besitzen, liegt klar zu Tage.

Bezüglich der Structur und Textur der Knochen wäre ausser auf die schon oben gemachten Bemerkungen noch insbesondere auf das Fehlen von Verbildungen seitens anderer pathologischer Processe, wie der Rachitis, des Cretinismus, hinzuweisen. Die Knochenrinde ist in den Epiphysenantheilen der Röhre dünn, sogar sehr dünn, die Spongiosa reichlich, aber sehr feinbalkig; die mittleren Theile der Diaphysen entbehren der spongiösen Knochenlamellen fast vollständig, besitzen dagegen eine sehr kräftige Rinde; es betragen am Femur die Durchmesser der ganzen Röhre 14 bis 18 mm, die Dicke der Rinde 3 bis 5 mm; es entfällt also fast ein Drittel der Knochendicke auf die Rinde. Wir constatiren also auch hier gewisse Gegensätze an den einzelnen Knochen selbst, deren Erklärung man wieder in den besonderen morphologischen und statischen Verhältnissen, welchen ein zwerghaftes Individuum unterworfen ist, zu suchen hat.

Werfen wir einen Blick über unsere ganze Darstellung, so bleibt uns vor Allem wohl der Eindruck haften, dass die Zwerge i. e. S. Wesen sind, welche in mannigfacher Beziehung (auch in physiologischer, wie dahin abzielende Versuche ergeben haben) Eigenthümlichkeiten zeigen, ob welcher sie nicht nach der für den Durchschnittsmenschen giltigen Regel beurtheilt sein wollen. Sie bieten uns eine Reihe origineller und specifischer Befunde, welche geeignet sind, mehrseitiges wissenschaftliches Interesse zu erregen; die vorliegende Abhandlung wird ihren Zweck als erreicht betrachten dürfen, wenn es ihr gelungen ist, selbes anzubahnen.

Wie in der Einleitung erwähnt wurde, sollen hier schliesslich noch Mittheilungen über einige Beobachtungen, welche in einem gewissen Zusammenhange mit der Frage vom Zwergwuchse stehen, angefügt werden.

Es ist eine Eigenthümlichkeit des Zwergwuchses, dass derselbe oft mit Störungen in der Ausbildung der Geschlechtsorgane, und zwar bei beiden Geschlechtern verknüpft ist. Diese Thatsache an sich ist eine für den Gerichtsarzt bemerkenswerthe; nicht minder ist es aber auch die, dass Mangel oder geringe Ausbildung der Geschlechtsdrüsen nicht an Zwergwuchs allein gebunden sind, dass sie sich bald als Theilerscheinung anderer Arten allgemeiner Constitutionsanomalien (z. B. Chlorose), bald ohne solche finden.

Dass mangelhafte Ausbildung der Genitalien oder Verlust der Geschlechtsdrüsen vor der Zeit der erlangten körperlichen Reife aber noch Rückwirkungen auf die Körperbildung in anderer Hinsicht hat, ist ebenso bekannt und wurde insbesondere an den Castraten der früheren Zeiten, an den Eunuchen und Skopzen studirt. Pelikan bringt in seinen gerichtlich-medicinischen Studien »über das Skopzenthum in Russland«[1]) ausführliche Mittheilungen und Literaturangaben über die anatomischen Veränderungen des Körpers nach Verlust der Geschlechtsdrüsen. Er führt auch die den Jägern wohlbekannte Thatsache an, dass Hirsche und Rehe nach Verlust eines oder beider Testikel »Kümmerer« werden, was, wie Klebs bemerkt, bei einseitiger Castration auch einseitig erfolgen könne.

Dieser Einfluss der Geschlechtserhaltung auf das Wachsthum der Geweihe ist wohl in ganz gleiche Linie zu stellen mit den Beziehungen derselben zum Wachsthume eines anderen Horngebildes, des Bartes.

Eine viel wichtigere Correlation ist aber die zwischen Geschlechtsfähigkeit und Beckenwachsthum.

---

[1]) Giessen 1876.

Bei Pelikan findet sich die Anmerkung, dass das Becken der Eunuchen sich dem weiblichen nähere, eine Ansicht, die mit den Erfahrungen Anderer übereinstimmt; umgekehrt findet man bei weiblichen Castraten, wie ich einem Citate Hofmann's[1]) entnehme, eine Annäherung an das männliche Becken. Man ist darnach versucht, eine zwischen den beiden stehende als geschlechtslose Beckenform zu bezeichnen. Nicht minder als beim Geschlechtsverluste vor dem Wachsthumsabschlusse erfährt das Becken auch bei Missbildungen eine Gestaltsveränderung, wie es z. B. Hofmann[2]) an dem Becken, welches von einem Falle von Pseudohermaphrodisia feminina externa beobachtet und beschrieben hat; hier hatte das Becken im Allgemeinen eine dem männlichen nahekommende Form; nur die von Hofmann ausdrücklich hervorgehobene Breite des Kreuzbeins erinnerte an die weibliche Natur des Beckens. Das Becken besitzt an der Basis eine grösste Breite von 12·7 cm; der linke Kreuzbeinflügel ist etwas breiter als der rechte (3·9 und 3·2). Das Breitenverhältniss des Kreuzbeinflügels und des Körpers beträgt 0·77 : 1, resp. 0·63. Die Ossification sämmtlicher Beckenknochen ist regelrecht vollendet.

Diese Gattung von Becken ist also nur durch eine Formveränderung ohne Störung der Ossification ausgezeichnet.

In anderen Fällen von Störung in der Entwicklung der Geschlechtsdrüsen lässt sich indess auch eine Anomalie in der Ossification auffinden, wie ich es an dem Becken eines 54jährigen Schmiedgehilfen mit Aplasie beider Hoden gesehen habe. Der Körper des Mannes war gross, kräftig; die Barthaare fehlten vollständig, die Schamhaare waren spärlich; der Kehlkopf klein, nicht verkalkt. Der Penis war 3 cm lang, kaum 1·5 dick, das Scrotum durch eine flache Hautvorwölbung angedeutet. Innerer Befund: Kleine Prostata, niedriger Schnepfenkopf; fadendünne Vasa efferent.: 1·5 cm lange, 0·3 cm breite solide Gewebsmassen an Stelle der Samenbläschen; beiderseits je ein kaum bohnengrosser, von grösseren Venen durchsetzter Bindegewebskörper am Leistencanaleingange als Andeutung der Hoden, ohne nachweisbare Spur von Drüsengewebe. Das Becken zeigt einen ziemlich massiven Bau, gekrümmte Darmbeinschaufeln; das Verhältniss vom Kreuzbeinflügel zum Körper = 0·68 : 1, Conjug. vera 11·4, Diam. transv. des Einganges 15·6. Die Verbindung der Beckenknochen ist sonst normal, nur die Epiphysen an den hinteren Theilen der Cristae oss. ilei, der Symph. oss pub., den Arc. pub. sind entweder nicht oder nicht vollkommen festgewachsen und verleihen so dem Becken den Charakter eines noch jugendlichen, dessen Träger, wie man darnach urtheilen müsste, das 24. Lebensjahr wohl nicht überschritten haben

---

[1]) Ein Fall von Pseudohermaphrodisie. Wr. med. Jahrb. 1877.
[2]) l. c.

dürfte. Bei der Seltenheit des Vorkommens derartiger Objecte bin ich nicht in der Lage, Weiteres über die von mir vermuthete Zusammengehörigkeit dieser Befunde zu machen; vielleicht sind Andere im Besitze derartiger Becken, sodass man so Klarheit über den abnormen und trügerischen Befund erhoffen kann.

Die zweite Mittheilung betrifft die g.-ä. Bedeutung der oben des öfteren erwähnten »Rachitis foetalis«. Neugeborne, welche von derselben betroffen sind, bilden gelegentlich den Gegenstand g.-ärztlicher Untersuchung. Die Rachitis foetalis kann hiebei einerseits als Körpermissbildung, welche das Leben des Kindes auf natürlichem Wege bedroht, überhaupt, und anderseits wegen der Anwesenheit von Knochenbrüchen, deren Ursprung unklar und schon öfters auf fremdes Trauma zurückgeführt worden ist, bedeutsam werden.

Fälle dieser Art sind in foro nach denselben Gesichtspunkten zu begutachten wie lebensunfähige Missgeburten, da ein Weiterleben in solchen Fällen die grösste Seltenheit bildet. Auch Begehung des Kindesmordes ist denkbar, wie es an Monstren verschiedener Art schon geschehen ist.[1]) Der Begutachter hat hiebei wohl des präcisen Satzes der Alten »vivus sed non vivax« zu gedenken.

»Fötal rachitische« Früchte werden oft zu früh geboren; wegen der Verkürzung der Extremitäten genügt aber Länge und Gewicht der Frucht zur Abschätzung des Uterinalters nicht, sondern hat man ausser den Knochenkernen die Proportionen und Längen einzelner Körperabschnitte dabei zu Hilfe zu nehmen, so insbsondere die Bestimmung der Körpermitte, die normalerweise in die Höhe des Nabels, hier überhalb dieses bis zum Proc. xiphoid. zu liegen kommt, und die Entfernung des Nabels vom Scheitel, welche geringeren Schwankungen ausgesetzt ist und als Hälfte der normalen Gesammtkörperlänge gelten darf. Aus der Literatur will ich einige Angaben bezüglich des intrauterinen Alters der Früchte anführen: f. Bordenave 7 Mon., 216 *cm* lang; f. Geoffroy 8 Mon.; f. Amand 4 Mon.; f. Osiander 4 Mon.; f. Fleischmann, Mayer 7 Mon.; ff. Kehrer, Schultz 8 Mon., 22 *cm* lang: 2 f. Scharlau 43 *cm* lang, über 3000 *g* schwer (reif); Urtel 44 *cm* (reif); f. Schidlowsky 37 *cm* lang, davon auf Kopf und Rumpf 25.5 *cm* entfallen; ff. Gräfe 8 Mon., 33 *cm* lang; 7 Mon.; f. Blau 38 *cm*, 2160 *g* schwer; f. Fischer 40 *cm* lang, 3200 *g* (fast reif); zwei eigene Fälle: (gerichtliche) a) 920 *g* ohne Gehirn, 31 *cm* lang, Nabel-Scheitel 21 *cm*: b) 44 *cm* lang, 2240 *g* schwer; Nabel-Scheitel 24·0 *cm*. Leben von einiger Dauer nach der Geburt sahen: Romberg durch 9 Wochen, Mannsfeld durch 12 Wochen, Schütze durch 6 Wochen, Notta

---

[1]) Vgl. v. Hofmann's Zusammenstellungen und eigene Beobachtungen. Lehrb. d. ger. Med. V. Aufl. pag. 779

(bei Cruveilhier) durch 24 Stunden; in einem Falle des hiesigen pathologischanatomischen Institutes durch 3 Monate.

Die hier in Betracht kommenden Fälle gehören derjenigen Form von »foetaler Rachitis« an, welche oben als Osteoporosis congenita (Osteogenesis imperfecta) bezeichnet worden ist.

Wir wollen unser Augenmerk besonders auf die Extremitätenknochen lenken, deren Eigenthümlichkeit nebst anderen vorzüglich in ihrer Brüchigkeit gelegen ist.

Die Röhrenknochen dieser Früchte sind kürzer als gesunde, dagegen länger als bei der Osteosklerosis congenita, dicker als beide, dabei aber so brüchig, dass es in mehreren Fällen den Anschein hat, als bestände der ganze Knochen nur aus einem vom Perioste gebildeten Sacke, welcher mit Kalkbröckeln und Splittern erfüllt ist.

An verschiedenen, wechselnd zahlreichen Stellen ist der Knochen, und meist ringförmig, verdickt (Mikromelia annularis, Bode), nach der Art callöser Verdickung nach Fracturen des Knochens. Diese Verdickungen der Knochen werden und wurden für intrauterine Fracturen angesprochen, während die poröse, splitterige Beschaffenheit der Diaphysenmarksubstanz bei fast vollkommenem Fehlen einer Rinde frische Brüche an dieser auch durch die Haut hindurch erkennen lässt und so den Verdacht auf Verletzungen der Frucht erwecken konnte. Amand's Fall wird geschildert mit den Worten : die Knochen der Extremitäten waren so zerbrochen, als hätte man sie absichtlich zerbrochen; nur die Haut schien sie zu verbinden. Bei der Geburt hatte keine Gewaltthätigkeit stattgefunden.

Bayerl[1]) führt einen von Herbert Barker mitgetheilten Fall von angeblich intrauteriner Verletzung an. Eine Frau war während ihrer vierten Schwangerschaft wiederholt über eine Treppe gefallen. Die Geburt trat etwas früher ein. Das Kind lebte nur 10 Minuten, zeigte einen Mangel der Schädelknochen und mehrfache Fracturen der oberen und unteren Extremitäten. Die Knochen waren von auffallender Brüchigkeit und zeigten einen zu geringen Grad an anorganischen Substanzen. Wir dürfen wohl nicht zweifeln, dass es sich thatsächlich um einen Fall von Osteoporosis congenita handelte.

Gleiches gilt wohl auch von einem aus G. Braun's Klinik publicirten Fall. Hirschfeld[2]) fand bei einer 7 Monate alten todtgeborenen Frucht, deren Mutter zwei Monate a. p. einen Fall gethan, folgende Verletzungen: Auf der linken Seite des Schädels eine weiche Geschwulst, in der sich Knochenlamellen befanden. Oberarm und Oberschenkel waren weniger entwickelt als Unterarm und Unterschenkel, welche abnorme Beweglichkeit zeigten. An dem

---
[1]) »Ueber intrauterine Verletzungen der Frucht«, Friedreich's Blätter f. ger. Medicin und Sanitätspolizei, 38. Jahrgang, 1887, pag. 324.
[2]) Wiener med. Wochenblatt 1875, pag, 25.

Wadenbein waren je 4 Fracturen, die nur durch Periost zusammengehalten wurden. Tibien und Oberschenkel waren je einmal gebrochen und zeigten eine beträchtliche Splitterung, nicht minder fand man die Schlüsselbeine und Rippen gebrochen.

Bayerl[1]) macht selbst darauf aufmerksam, dass derartige Verletzungen von jenen Knochentrennungen (zweifellos traumatischen Ursprungs) scharf geschieden werden müssen, und meint, dass eine Verwechslung mit einer Fractur wegen der Klarheit der Missbildung nicht leicht denkbar sei. Indess, wie schon erwähnt, ist aber diese äusserlich nicht immer gleich ausgesprochen, so dass dieser Umstand dann entfällt.

In dem einen Falle meiner Beobachtung handelte es sich um Folgendes:

Frau V. K., 40 Jahre alt, wurde ungefähr 10 Wochen vor Termin von Wehen befallen, liess deshalb die Hebamme J. P. rufen, welche eine Fusslage vorfand und deshalb nach einem Arzte sandte. Als unter andauernden Wehen das Kind bis auf den Kopf geboren wurde, versuchte die Hebamme die Geburt noch vor Ankunft des Arztes zu beendigen und übte unterdessen selbst einen Zug an den Schultern und Füssen des Kindes aus, wobei der Rumpf vom Kopfe getrennt wurde, welchen der unterdessen erschienene Arzt sodann entfernte. Ueber Anzeige des Beschauarztes erfolgte die gerichtliche Obduction des Kindes, bei welcher unter Anderem Nachstehendes erhoben wurde: Körper 920 g schwer (ohne Gehirn), 31 cm lang; die Mitte des Körpers befindet sich unter dem Sternalende, die Entfernung des Nabels vom Scheitel beträgt 21 cm (die muthmassliche normale Länge der Frucht wäre demnach ca. 42 cm, entsprechend einem Schwangerschaftsalter von circa 30 bis 32 Wochen. Der Kopf ist in der Weise vom Rumpfe getrennt, dass an dem letzteren sich ausser der ganzen Wirbelsäule mitsammt dem Atlas noch der Basaltheil der Schuppe des Os occip. befindet. Der Rissrand der Haut ist fein gezackt, nicht suffundirt, desgleichen auch die unter der Schilddrüse durchtrennten Weichtheile ... Sowohl die oberen als die unteren Extremitäten auffallend kurz und plump, stark nach auswärts gebogen, ihre Knochen abnorm beweglich. Von den Kopfknochen sind nur die basalen vorhanden und auch diese sind nur rudimentär entwickelt... Das Gehirn fast ganz ausgeflossen, der vorhandene Theil ohne bemerkbare Verbildung .. Lungen klein, vollkommen luftlos. In den porösen Höhlen etwas röthliche Flüssigkeit. Ueber die übrigen Organe ist nichts Besonderes zu bemerken.

Der zweite Fall von Osteoporosis congenita, der hier gerichtlich obducirt wurde, war der folgende:

Die Katharina K. gebar nach kaum einstündigen Wehen ohne Hindernisse ein Kind in Steisslage, welches sich nach der Geburt etwas bewegte, die Augen aufschlug, aber alsbald verschied und bei dessen Beschau durch Betastung am Kopfe und einzelnen Extremitäten das Vorhandensein von Knochenbrüchen constatirt wurde, was im Widerspruche mit der leichten Entbindung stand, weshalb auch die amtliche Obduction veranlasst wurde. Der Befund ergab unter Anderem: Körper weiblichen Geschlechtes, 44 cm lang, 2240 g schwer. Entfernung des Nabels vom Scheitel 24·0 cm, Mitte der Leiche zwischen Nabel und Sternum. Die Haut zart, röthlich, das Unterhautzellgewebe fettreich, nicht mehr durchfeuchtet als bei einem normalen Kinde. Der weiche Kopf besitzt folgende Masse: gerader Durchmesser 9·4, der quere zwischen 7 und 8 cm, der schräge 11 cm, der Kopfumfang beträgt 32 cm. Das Kopfhaar ist 2½ cm lang, Hals und Brustkorb sind kräftig, die Schulterbreite beträgt 12 cm; der Bauch ist flach und weich... Die Hautfalten über den Handgelenken tief, die Fingernägel sind sehr schmal, überragen die Fingerspitzen. Die unteren Gliedmassen sind gegen den Bauch angezogen, die etwas plumpen Unterschenkel sind bogenförmig nach einwärts gekrümmt, mit tiefen Hautfalten an der Innenseite... Arme und Oberschenkel abnorm beweglich, dabei crepitirend. Aeusserlich keine Ver

---

[1] l. c. pag. 339.

letzung nachweisbar... Das Schädeldach ist von mehrfachen, meist sternförmigen, durch ausgebreitete häutige Stellen von einander getrennten und deshalb gegen einander verschiebbaren Knochenplatten gebildet, von denen die grössten etwa zwei Drittheile eines kindlichen Scheitelbeines erreichen und den Scheitelhöckern entsprechen, während die am Hinterkopfe befindlichen Knochenplättchen nur Kreuzergrösse erreichen. Dura blutreich, glatt, innere Hirnhäute zart, von mittlerem Blutgehalte, an der Unterseite des Schläfelappens mit einer mehrfach unterbrochenen dünnen Schichte ausgetretenen Blutes bedeckt. Hirn und Kleinhirn weich, mässig blutreich, mit normalen Windungen und Kammern ohne auffällige Veränderungen, in den Sinus reichliches flüssiges, dunkles Blut. Der Schädelgrund besteht aus seinen normalen Stücken, die aber durch weite Nähte und Knorpelfugen von einander getrennt sind... Im Rachen und Kehlkopf zäher Schleim, die Lungen klein, zurückgesunken, das Herz nicht deckend, sinken sammt dem Herzen und für sich im Wasser rasch zu Boden; auch die einzelnen Lappen sinken, mit Ausnahme des in Schwebe verbleibenden rechten Unterlappens zu Boden. Das Lungengewebe ist ecchymosirt, blassviolett, fleischig zähe, vom Querschnitte lässt sich etwas schaumige Flüssigkeit abstreifen; in den Bronchien fadenziehender Schleim. Das Verhältniss der Luftvertheilung ist hier wie dort; es schwimmen aus dem Mittel- und Unterlappen nach dem Zerschneiden 7 bis 8 Stückchen... Herz normal gross und entwickelt, enthält sehr reichliches flüssiges Blut, Leber, Milz und Nieren sind von normalem Aeussern und recht blutreich. Der Magen zusammengezogen, sinkt rasch im Wasser unter, enthält zähen Schleim; ein Gleiches gilt von den Gedärmen.

Bei der gerichtsärztlichen Begutachtung (Prof. v. Hofmann) des ersten, ein Verschulden seitens einer Hebamme betreffenden Falles wurde erklärt:

Dass das Kind kein reifes gewesen sei, sondern um die 30. bis 32. Woche früh geboren wurde; dass Kinder dieses Lebensalters ob der nicht gehörig erreichten Reife gewöhnlich von selbst abzusterben pflegen; dass das vorliegende Kind aber ausserdem ein missbildetes gewesen sei; diese Missbildung sei als die wahrscheinliche Ursache der Frühgeburt anzusehen; sie sei mit einer abnormen Brüchigkeit und Zerreissbarkeit der kindlichen Organe verknüpft, die ohnedies bei so kleinen Neugebornen schon eine bedeutende sei; übrigens sei die Missbildung ausserdem noch eine solche, die fast ausnahmslos Todtgeburten (wie in diesem Falle) oder ein der Geburt sehr bald folgendes tödtliches Ende bewirke; die Kopfabreissung sei nach dem Tode des Kindes erfolgt. Endlich wurde begutachtet, dass die Hebamme allerdings zu keinerlei operativen Eingriffen einer Gebärenden befugt sei, dass aber unter den obwaltenden Umständen der Hebamme, die ohnehin nach einem Arzte geschickt hatte, ein Verschulden in keiner Richtung beizumessen sei.

Im zweiten Falle stellte sich die Sache noch einfacher. Es wurde begutachtet:

Das Kind ist entweder ganz oder nahezu reif geboren worden; es hat, wenn auch nur durch sehr kurze Zeit, nach der Geburt gelebt. Der Tod ist einerseits durch Erstickung in Folge eingeathmeten Fruchtschleims, anderseits durch eine abnorme angeborne Körperbildung, und zwar auf natürlichem Wege eingetreten. Eben diese Art von Missbildung hat auch die Brüchigkeit und unregelmässige Zertheilung der Knochen verursacht, welche den Verdacht von Knochenbrüchen in Folge Einwirkens irgend einer Thätlichkeit zu erwecken geeignet war. Es fanden sich auch keinerlei andere Spuren irgendwelcher Verletzung.

Nachschrift.

Die vorliegende Arbeit befand sich bereits im Drucke, als das 3. Heft des 9. Bandes der Ziegler'schen »Beiträge« erschien, in welchem sich ein Aufsatz Dolega's, betitelt: »Ein Fall von Cretinismus, beruhend auf einer primären Hemmung des Knochenwachsthums«, findet. Ich habe die Ueberzeugung gewonnen, dass dieser Cretin, gleich dem His'schen, einen Fall von echtem Zwergwuchs als pathologisch-anatomischen Typus darstellt, konnte ihn aber aus dem angeführten Grunde textlich nicht mehr verwerthen. Die Verschiedenheit der Auffassung Dolega's von der meinigen und die gleichzeitige Uebereinstimmung des Falles selbst mit dem von mir entworfenen Bilde des Zwergwuchses bestimmen mich, über den Fall hier in aller Kürze kritisch zu referiren.

J. W., zur Zeit des Todes 28 Jahre alt, besass gesunde Eltern nnd zwei gesunde Schwestern; gedieh bis zum 9. Lebensmonat ziemlich normal, blieb dann auffallend zurück, lernte bis zum 10. Jahre selbstständig gehen, verhielt sich aber trotzdem meist liegend oder sitzend; vermochte nur wenig Worte zu sprechen, liess Stuhl und Harn zuweilen unter sich. Psyche indifferent. Körper 85 cm lang, Mund gross, Lider ödematös; untere Thoraxapertur weit. Section: Schlaffe welke Musculatur, Unterhautzellgewebe sehr fettarm. Zunge grösser, succulent, starke Schwellung und Oedem der Uvula und des Kehlkopfeinganges. Schilddrüse sehr klein, braun. Hoden äusserst klein, Gewebe schlaff, blass, Samenbläschen sehr klein. Keine Zeichen von Syphilis und anderen Erkrankungen. D. betont ausdrücklich den cretinistischen Gesichtsausdruk mit der eingesunkenen Nasenwurzel u. s. w. Schädelumfang 49·4 cm. Die Schädelnähte sind sämmtlich offen, theilweise auch die Stirnnaht. An der Hinterhauptsschuppe finden sich Reste der fötalen Fissuren. In den Nähten sind kleine Schaltknochen eingefügt. Die Schädelkapsel ist durchaus hyperostotisch, $1\cdot2 - 1\cdot5$ cm dick, die Innenfläche zeigt eine grobe Modellirung. Die Orbitaldächer wölben sich nach innen vor. Die Lamina cribrosa liegt zwischen ihnen tief versteckt. Das Os basil. ist flach. Am Os occip. sind Schuppe und Partes condyloideae und Pars basilaris noch durch Fugen von einander getrennt. Die Länge der Hinterhauptsschuppe entspricht dem normalen Mittel, der Körper des Os bas. bleibt aber um 1·2 unter der normalen Länge zurück und ist auch dementsprechend schmäler. Länge des For. magn. 3·1 cm. Die Partes condyl. tragen keine Proc. articulares, sondern ganz ebene Knorpelflächen zur Articulation. Die Synchondrosis spheno-occip. ist vollständig erhalten, von ihr aus zieht eine Knorpelplatte über die Sattellehne hin. Die Synchondr. intersphenoidea ist geschwunden. Die Nervenlöcher der Basis sind eng. Die Proc. clinoid. und das Tuberc. ephhipp. sind rudimentär. Der Proc. mastoid. fehlt fast ganz, stellt einen Knochenwulst dar. Die Linie $n\,x$ ist um 1·7 cm kürzer als beim Erwachsenen. Die Proc. alveol. springen stark vor. Die Zähne sind im Wechsel begriffen, stehen etwas ungeordnet, sind zum Theil auch wieder ausgefallen.

Für das übrige Skelet betont D. auch hier die absolute Kleinheit aller Masse; in grösster »Absurdität« tritt diese an dem wahrhaft winzigen Becken hervor, dessen Conjug. vera um $^{2}/_{3}$ hinter normalen Dimensionen zurückbleibt. Die Extremitätenknochen sind sowohl in Bezug auf die Körpergrösse als die Länge der Wirbelsäule zu kurz.

D. bringt sodann die Verhältnisszahlen und setzt sie zu einem mittelgrossen männlichen Skelet in Vergleich. An allen Knochen sind sämmtliche Synchondrosen, Epiphysenfugen und die Enden der Wirbelbögen und Fortsätze zum grössten Theile knorpelig und enthalten nur kleine Knochenkerne, »so dass also hier im Knorpel die ursächlichen Momente für das mangelhafte Längenwachsthum gesucht werden müssen«. Das Wachsthum der Knochen durch Apposition vom Periost her ist ein beträchtliches. Die Muskelvorsprünge, Leisten sind nur wenig ausgeprägt. Die Röhrenknochen zeigen ganz unbedeutende normale Krümmungen. Wirbelsäule: der mittlere Knochenkern des Atlas ist knorpelig von den Massae laterales getrennt. Der Proc. odontoid. meist knorpelig; sämmtliche Wirbelkörper zeigen einen Knochenkern, der von oben unten her durch Epiphysenknorpelplatten begrenzt ist; zwischen je zwei Wirbeln eine weit vorquellende Wirbelbandscheibe; an den Halswirbeln sind die Bogenstücke mit den Körperkernen sicher, an den anderen wahrscheinlich (wegen der Bandmassen nicht erkennbar) nur knorpelig verbunden. Die Wirbelbogen sind hinten sonst wahrscheinlich (gewiss!) (wurden weggenommen), am Kreuzbein sicher knorpelig vereinigt. Becken: knorpelige Vereinigung der drei Theile des Os innominatum; knorpelige Pfanne, massige Knorpelauflagerungen auf den Kämmen des Beckenknochens, dem Tuber ischii u. s. w., gleiche auf den Rändern der Scapula. Der Proc. corac. besitzt erst einen 0·5 cm grossen Knochenkern, das Acromion ist nur knorpelig. Am Sternalende der Clavicula ein deutlicher Knochenkern. In den Hand- und Fusswurzelknochen zeigen sich kleine Knochenkerne; Epicondylen, die Trochlea, Em. cap. des Humerus und Femur knorpelig; die Epiphysen zeigen dicke Knorpelüberzüge, in welche der Knorpelkern eingelagert ist.

Das Gehirn erscheint zu klein für ein 27jähriges Individuum, fällt durch seine kleine Brücke und die etwas einfacheren Windungen auf; Hydrocephalus int. fehlte.

D. untersuchte eine mediane Scheibe des unteren Femurendes mikroskopisch. Er fand : Die Epiphyse ist von zwei, durch eine dünne Knorpelbrücke von einander getrennten Knochenkernen gebildet; die Knorpel zeigen in der Epi-diaphysenfuge insbesondere an der proximalen Seite reichliche Knorpelzellreihenbildung, und ist »ein abweichendes Verhalten gegenüber einer normalen Knorpelrichtungszone nicht nachzuweisen«. An den Knochenbälkchen der Diaphyse sieht man nur einen schmalen Saum osteoiden Gewebes; in diesem eingeschlossen finden sich Reste verkalkten Knorpels. Stellenweise geht auch ein Knochenblättchen unmittelbar in verkalkten Knorpel über. Die Epiphysen-Diaphysenfuge fand D. in folgender Weise zusammengesetzt: Anschwellung des Periostes und eine sich von hier abzweigende Lamelle desselben (in der Fugenfüllung), die quer zur Längsaxe des Knochens sich gegen die Mitte hinzieht. Es finden sich ähnliche Verhältnisse, wie sie Bode[1]) geschildert und beschrieben hat: nach der Epiphyse zu Züge spindeliger Zellen, die im vorliegenden Falle allerdings nicht parallel mit der Periost-Lamelle, sondern mehr epiphysenwärts von ihr abbiegend verlaufen; längs der Lamelle keine Knorpelzellenreihenbildung, nach ihrem Aufhören Reihenbildung, in unserem Falle aber nicht spärlich, sondern normalen Verhältnissen analog.

Prüfen wir nun Dolega's »Cretin« an der Hand unserer oben gegebenen Darstellung des Zwergwuchses, so wird unsere Entscheidung wohl nicht lange zweifelhaft bleiben können.

Wie schon die Länge des Individuums verräth, entspricht der Entwicklungsgrad des Skeletes einem viel früheren Stadium als wir es bei sonst irgend einem unserer Fälle gesehen haben. Die Beschreibung des Skeletes lässt mit Sicherheit ersehen, dass das Wachsthum desselben wieder wie mit einem Schlage einen Stillstand erfahren hat (einen Theil des Schädels natürlich aus-

---
[1]) l. c.

genommen), so dass wir auch hier in der Lage sind, aus dem Verhalten der Knochen diesen Zeitpunkt zu bestimmen; wir können ihn beiläufig in das dritte Lebensjahr verlegen. Der Umstand, dass die Wachsthumsstörung in diesem Falle so frühzeitig eingesetzt hat, macht das Charakteristische derselben, wie wir es oben präcisirt haben, noch drastischer hervortreten.

D.'s Untersuchung bestätigt auch den von uns aufgestellten Gegensatz zwischen Knorpel- und Periostealknochenwachsthum, der sich, wie sonst am Skelete, insbesondere auch am Schädel erweist. Seine Abbildung der Schädelbasis gibt getreu das von mir als charakteristisch hervorgehobene Verhalten der Fissuren wieder.

Über den Schädel sei noch besonders angeführt: Horizontalumfang (n. Welcker) 49·4, Scheitelbogen 39·4 (n. W.), Schädellänge (n. W.) 17·8, Linie mm 9·5, Querdurchmesser (n. W.) 13·5; Höhe 11·5; Nasenwurzel-Oberkiefer 3·7 (beim Erwachsenen 5·4), Linie bx ·8·7, Linie nb 8·5.

Daraus ergeben sich folgende Proportionen:

	Dolega's Cretin	Mikolajek	Kind	Erwachsener
Bei $eb = 100$ ist bx	102·3	96·5	91·8	93·8
» » » » » nx	43·5	45·9	51·2	59·9
Bei Scheitelbogen 100 ist nb	21·5	21·9	21·7	25·0
Bei Schädellänge 100 ist nb	47·7	49·4	49·4	55·5
Bei Schädelbasis 100 ist mm	111·7	119·5	109·5	108·0

Der Schädel dieses »Cretins« ist also wieder in ganz analogen Verhältnissen aufgebaut, wie wir sie für den Zwerg M. und den His'schen gefunden haben. Mit diesem letzteren theilt er die Hyperostose des Schädels, auch den Idiotismus des Individuums: Dolega's Anschauung, dass die geringe Entwicklung der geistigen Fähigkeiten, wie sie in seinem Falle bestand, wohl nur auf eine ungenügende Ausbildung des Gehirns im Ganzen, bedingt durch das mangelhafte Wachsthum der Schädelkapsel, zurückzuführen ist, dass also der Cretinismus vorzugsweise auf einer Störung des Knochenwachsthums beruhe, ist wohl richtiger umzukehren: das Gehirn stellte sein Wachsthum ein, der Schädel wuchs aber peripher und oberflächlich weiter. Das Missverhältniss der beiden Volumina wurde sodann durch periostale Apposition ausgeglichen, inde auch die Hyperostose; es handelt sich weiters hier nicht um Cretinismus, sondern lediglich um eine Idiotie bei Zwergwuchs in Folge Stehenbleibens der Hirnentwicklung, wie es aus D.'s Beschreibung (pag. 506) ja auch hervorgeht.

Dass die Knochenoberfläche (auch der Kiefer) den kindlichen Charakter beibehalten hat, führt D. auf die Lebensweise des Individuums, welches seine Muskel sozusagen gar nicht benützte, zurück und bestätigt somit indirect den Modus für die Ausbildung der Knochen des vollsinnigen und kräftigen Zwerges Mikolajek.

Gewiss stellt aber dieses Verhalten der Knochen einen besonders vom Standpunkte der Identitätserhebung wichtigen Umstand dar.

Bezüglich der Deutung des mikroskopischen Befundes, der im Wesentlichen mit dem meinigen übereinzustimmen scheint, hätte ich ausser auf meine eigenen Mittheilungen aber auf Folgendes noch speciell hinzuweisen. Der Gegensatz in Bezug auf Reihenstellung etc. in den proximalen und distalen Seiten der Knorpelbelage ist, wie man sich durch die Untersuchung des normalen Verknöcherungsprocesses leicht überzeugen kann, ein ganz normaler Befund (zu pag. 507 und 508); weiters kann man einzelne Reste von Knorpelgewebe in den epi- und diaphysären Knochenbälkchen auch beim normal wachsenden Knochen nachweisen; sie sind daher an und für sich nicht geeignet, einen pathologischen Befund abzugeben (zu pag. 509). Die Beschreibung der einstrahlenden Periostlamelle D.'s ist mir nicht ganz klar; es scheint mir aber nicht unwahrscheinlich, dass es sich nicht um Einstrahlen von Periost oder echtem Bindegewebe, sondern nur um mehr minder veränderte Knorpelsubstanz handelt, wie ich es oben insbesondere für die Epiphyse des Trochanters beschrieben habe; damit stimmen auch die von D. selbst angeführten Unterschiede überein, welche er zwischen seinem Falle und der Rachitis foetalis, mit welcher er ihn zu vergleichen geneigt ist, histologisch nachweisen konnte (zu pag. 508 u. 509).

Die Auffassung, welche Dolega, welchem die Literatur über diese Art von Zwergwuchs vollkommen entgangen ist, diesem Befunde entgegenbringt, gipfelt in den Schlusssätzen: »Es spielte sich in den Knochen und Knorpeln ein in seinem Wesen dunkler, aber durch seine eigenthümlichen Veränderungen angedeuteter Vorgang ab, der zu mangelhaftem Längenwachsthum bei ungestörtem Fortgange der periostalen Verknöcherung führte. Die Wachsthumshemmung machte sich auch am Schädel geltend; die körperliche Entwicklung war mit einem Zurückbleiben der geistigen Fähigkeiten verbunden; die mangelhafte Schädelbildung gab das ursächliche Moment für die Hemmung des Hirnwachsthums, in dem seinerseits der Idiotismus seinen Grund hatte, ab. Da man derartige Individuen von abnorm kleinem Körperbau mit einer bestimmten charakteristischen Physiognomie, wie sie hier vorlag, und mangelhafter Intelligenz als Cretins bezeichnet, so würde es sich also hier um einen Fall von Cretinismus handeln, welcher auf einer primären Hypoplasie des Skeletes beruht.«

Diese Thesen Dolega's haben in den Ergebnissen unserer eigenen Untersuchungen (siehe insbesondere pag. 75) bereits eine den Thatsachen entsprechende Richtigstellung gefunden. Wir haben es mit der bekannten Vegetationsstörung im Bereiche des Knorpel- und Knochengewebes zu thun, welche zu vorzeitigem Stillstande des Körperwachsthums auf irgend einer Stufe der Entwicklung führt, welche demnach durch Offenbleiben gewisser bestimmter Knochennähte und -Fugen, durch Vorhandensein resp. Fehlen gewisser Knochenkerne ausgezeichnet ist, wie es eben der Periode des Einsetzens des Stillstandes entspricht. Der Schädel zeigt jene Unentschiedenheit der Ausbildung, die wir als charakteristisch erkannt haben und die sich auch in den Verhältnissen der Masszahlen objectiv ausdrückt. Das Gehirn des Individuums hatte eine Störung im Wachsthum erfahren, welche als Ursache für die Hyperostose des Schädels wie auch der psychischen Abnormität aufzufassen ist.

Das Individuum besass einen sogenannten cretinenhaften Gesichtsausdruck, war aber (pathologisch-anatomisch) kein Cretin; es war ein idiotischer echter Zwerg.

So fügt sich also Dolega's Fall bis in Details in den von uns als selbstständigen aufgestellten Typus von Zwergwuchs und rechtfertigt er somit gleichzeitig die Auffassung, welche wir über diese Art von Zwergwuchs gewonnen haben.

Druckfehler.

pag. 11, Zeile 17 von oben, lies 104 statt 113.
» 11, » 17 » » » 92 » 110.
» 16, » 6 » » » 8 » 18.
» 18, » 10, 12, 14, haben die Nullen zu entfallen.
» 26, » 7 von unten lies 47 statt 51.
» 26, » 6 » » » 36 » 56.
» 28, » 3 » oben » 21 » 27.

Tafelerklärung.

Tafel I.

Fig. 1 zeigt das Skelet en face. Man betrachte an demselben insbesondere die Bildung der Nase, des Unterkiefers, die niedrigen Wirbelkörper mit den dicken Knorpelscheiben, das mehrfach getheilte Brustbein, die Knorpelauflagerungen am Becken, das Verhalten der Epi- und Diaphysen gegeneinander, die Zartheit der Knochen. Die Details sind bei Loupenvergrösserung sehr deutlich und genau zu erkennen.

Fig. 2 bringt das Becken, an welchem man ausser der kartenherzförmigen Gestalt des Einganges auch die Knorpelbelege der Kanten, die weit offenen Nähte, die nicht verwachsenen Kreuzbeinwirbel und endlich die massigen Intervertebralscheiben zwischen dem 4. und 5. Lendenwirbel und diesem und dem Kreuzbein in minderer Verkleinerung sehen kann.

Fig. 3 stellt als Gegenstück zu Fig. 4, welche den Kiefer eines 7jährigen Kindes zeigt, den Unterkiefer M.'s dar; an demselben treten die im Texte angeführten Einzelheiten hervor: die im Allgemeinen ziemlich gleiche Grösse der beiden Kiefer, die verschiedene Oberflächenbeschaffenheit derselben, die Zahnbildung am Zwergkiefer.

Tafel II.

Fig. 1. Profil-Ansicht des Schädels. Sie zeigt: die charakteristische Nasenbildung, die zackige Schuppennaht, die Vorwölbung der Schuppe, das Abstehen des Jochbogens, die erhaltene linksseitige Schuppen-Warzennaht, die Stellung der beiden Zahnreihen gegen einander.

Fig. 2. Die Schädelbasis: die leichte Asymmetrie des Craniums, die Kürze der Schädelgrundlinie, die Plastik der Schädelgruben, das Vortreten der Orbitaldächer, die tiefe Lage des Siebbeines, die grosse Hypophysengrube, das knorpelig belegte, rauh erscheinende Dorsum sellae turcicae, die Fissura spheno-basilaris, das kurze breite Grundbein, die klaffenden Nähte und Foramina.

Tafel III.

Fig. 1. Mikroskopischer Schnitt der unteren Epiphysenzone des Femur. Der Knorpelleiste ist epiphysenwärts (E) wenig, diaphysenwärts (D) reichliche, verkalkte Knorpelsubstanz (dunkel- bis schwarzgrau) angelagert; darin reichliche Knorpelzellreihen; ebensolche in den anstossenden Schichten des unverkalkten Theiles; nach der anderen Seite zu liegt echtes Knochen- und osteoides Gewebe an.

Fig. 2. Mittlere Partie aus Fig. 1 in starker Vergrösserung. Hier noch vorhandene Reste kleinzelligen Knorpels mit hyaliner Grundsubstanz (H G) gehen unvermittelt in Gewebspartien mit Zellreihen über; dieselben sind durch Faserung, Spalt- und Lückenbildung (bei und um K F) unterbrochen. Die Knorpelzellen theils gross, wohlerhalten, theils missstaltet, wie geschrumpft (A K) In fast gerader Linie setzt sich die Kalkknorpelschicht (K K) daran; die Zellreihen beider Schichten gehen direct in einander über. In den Lacunen der Kalkknorpelschicht ist echter (E K) und falscher Knochen eingelagert.

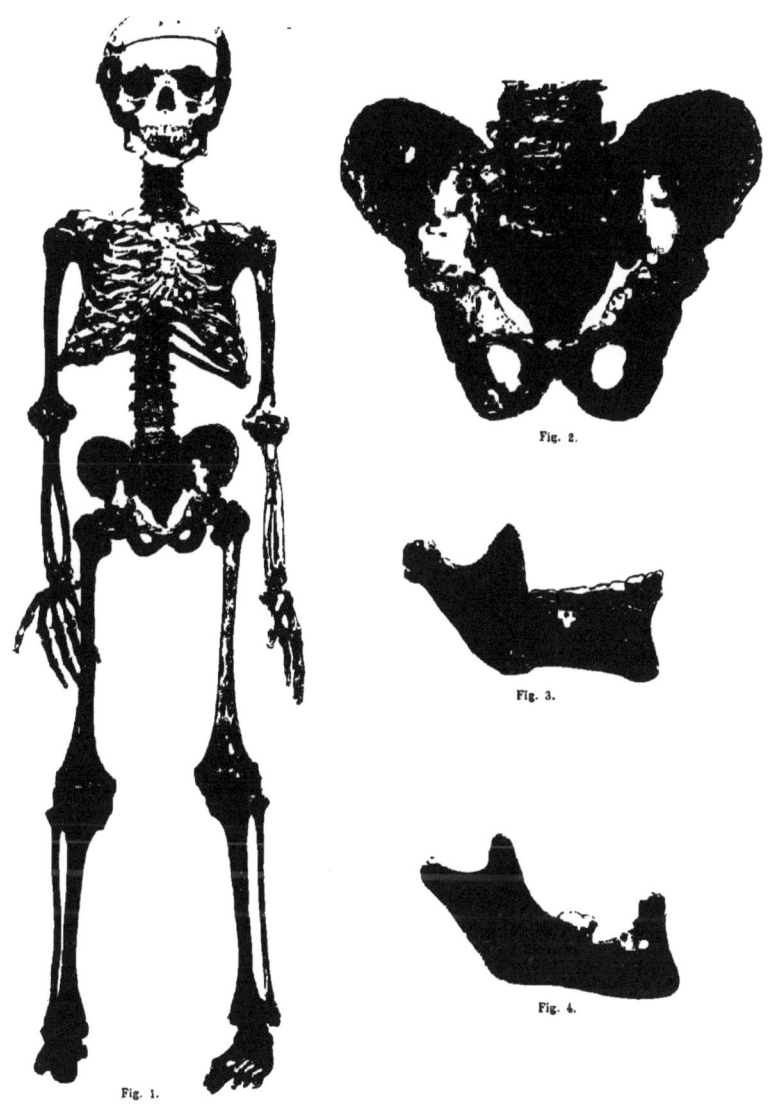

Fig. 1.
Fig. 2.
Fig. 3.
Fig. 4.

Verlag von Alfred Hölder
k. u. k. Hof- und Universitäts-Buchhändler in Wien.

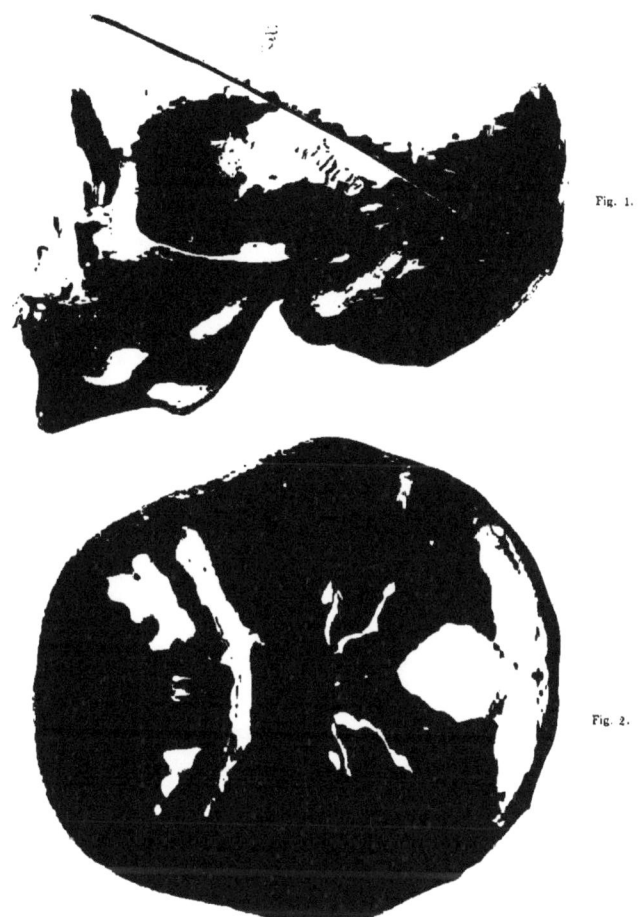

Fig. 1.

Fig. 2.

Verlag von Alfred Hölder
k. u. k Hof- und Universitäts-Buchhändler in Wien.

Fig. 1.

Fig. 2.

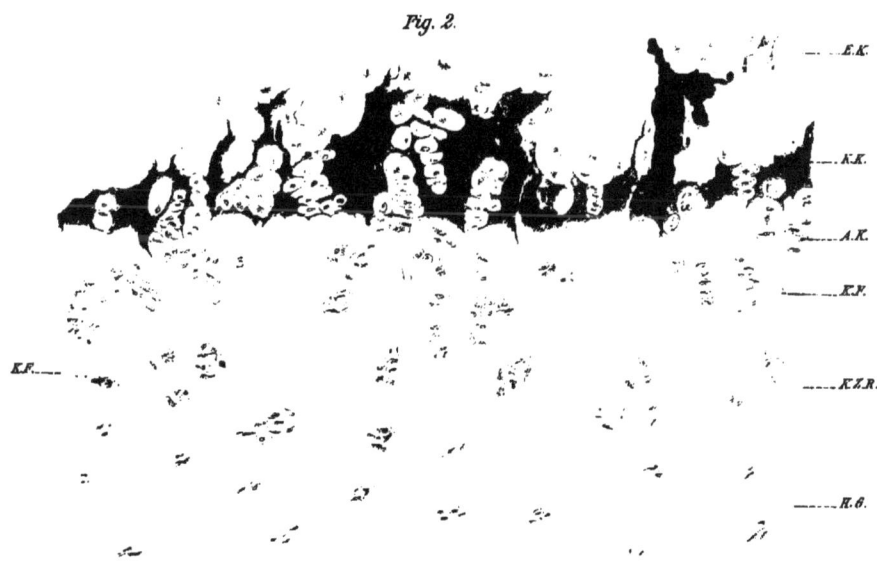